JN496136

Suction Denture Perfect Guide

Suction Denture Perfect Guide

[편집 · 집필]
Katsushi Sato (佐藤勝史)

[집필]
Jiro Abe (阿部二郎)
Yukio Kameda (亀田行雄)
Hiroshi Matsushita (松下 寛)
Masato Ichikawa (市川正人)
Fumiaki Yamazaki (山崎史晃)
Masayuki Aizawa (相澤正之)
Takashi Honda (本多孝史)
Hiroyuki Miyake (三宅宏之)

[역자]
노 관 태

dh 대한나래출판사

DaehanNarae Publishing, Inc.

#1507 SK V1 Tower
Younmujang 5 gagil 25, Sungdong-gu,
Seoul 04782, Korea
TEL: +82-2-922-7080
FAX: +82-2-922-0841
E-mail: nrpub@naver.com
Website: www.nrbooks.kr

Original Japanese Title: **Suction Denture Perfect Guide**
Copyright © 2018 **Katsushi Sato**
Original Japanese edition published by Dental Diamond Co.
Korean translation rights arranged with Dental Diamond Co.
through The English Agency (Japan) Ltd. and Eric Yang Agency

Korean translation copyright © 2018 by DaehanNarae Publishing, Inc.
Seoul, Korea

Printed in Korea

Suction Denture Perfect Guide

발행일 2018년 10월 25일
저자 Katsushi Sato et al.
역자 노관태
발행인 최용원
편집디자인 김지현
표지디자인 김지현
교정·교열 염정혜
발행처 **대한나래출판사** (등록 제2012-000051호/1994.6.10)
주소 서울시 성동구 연무장 5가길 25 (성수동 2가 315-61) SK V1 Tower 1507호
전화 (02) 922-7080
팩스 (02) 922-0841
이메일 nrpub@naver.com
홈페이지 www.nrbooks.kr

Copyright © 2018 by DaehanNarae Publishing, Inc.

본서는 Dental Diamond Co.와의 계약에 의해 **대한나래출판사**에서 발행합니다.
본서의 내용 중 본사의 서면동의 없이 일부 또는 전부를 무단으로 복제하는 것은 법으로 금지되어 있습니다.

ISBN 978-89-5741-614-3

정가 70,000원

편집위원 약력

佐藤勝史 (Kazushi SATO)

1963년	야마가타현 출생
1989년	쇼와대학 치학부 졸업
1998년	사토치과의원 개원
2004년 2005년	일본악교합학회 일반 구연 우수발표상 수상
2007년~2013년	일본악교합학회 테이블 클리닉
2011년	사토치과의원·라프랑스오피스로 명칭 변경
2014년	전국 31개소에서 강연
	"What is Suction Denture?" 출간
2015년	전국 33개소에서 강연
2016년	대만 강연(대북의학대학)
	"What is Suction Denture?" 한국어판 출간
2018년	"This is Suction Denture" 출간
	"This is Suction Denture" 한국어판 출간

일본악교합학회 동북지부장
일본악교합학회 교합인정의, 지도의
JCPG(일본임상치주요법 집담회) 이사
GC 총의치 세미나 강사
리히텐슈타인에서 BPS Dentist 인증 취득
JPDA(Japan Plate Denture Association) 인정의, 지도의
勝史塾 Jr.회 회장

역자 약력

노 관 태 (Kwantae Noh)

- 경희대학교 치과대학 졸업
- 경희대학교 보철과 수련 및 박사학위 취득
- Tokyo Dental College 방문 조교수
- 경희대학교 치과대학 보철과 조교수

집필자 일람

佐藤勝史 (Katsushi Sato)
1963년 야마가타현 출생
1989년 쇼와대학치학부 졸업
1998년 야마가타현 히가시네시에 사토치과의원 개원
2011년 사토치과의원 라프랑스오피스로 명칭 변경
2014년 "What is Suction Denture?" 출간
2018년 "This is Suction Denture!" 출간

阿部二郎 (Jiro Abe)
1955년 미야기현 출생
1981년 도쿄치과대학 졸업 후 야자키 치과의원(도쿄도)에 근무
1982년 도쿄도 조후시에 아베치과의원 개원
1999년~2005년 일본악교합학회 상임이사
2001년~현재 GC 총의치 세미나 강사
2005년~2011년 일본악교합학회 평의원
2006년~2015년 Japan Denture Association
2008년~현재 Ivoclar Vivadent BPS International Instructor
2012년~현재 도후쿠대학대학원 치학연구과 구강시스템 보철과 임상교수
가나가와치과대학 악교합회복보철의학 강좌 객원교수
2015년~현재 Japan Plate Denture Association 명예회장

亀田行雄 (Yukio Kameda)
1963년 도치기현 출생
1988년 도후쿠대학치학부 졸업
1988년~1994년 도쿄 신주쿠내 치과의원에 근무
1991년~2002년 도쿄의과치과대학치학부 고령자치과학강좌 재직
1994년 사이타마현 가외구치시에 가메다치과의원 개원
2014년 의료법인 D&H 설립 가와구치역 히가시구치에 분원 주몰 치과 개원

松下 寛 (Hiroshi Matsushita)
1957년 도쿄도 출생
1982년 도후쿠대학치학부 졸업
1986년 도후쿠대학대학원 치학전공과 수료(치학임상계)
1988년 쵸난복지의료협회 오다치과 근무
2002년 도쿄도 이타바시구에 마니치과 개원
2005년 도쿄도 세타가야구에 분원 마쓰시타치과 개원

市川正人 (Masato Ichikawa)
1959년 교토부 출생
1984년 일본대학 마쓰도치학부 졸업
1984년~1985년 일본대학 마쓰도치학부 제1구강외과학강좌 재직
1985년~1987년 네기시치과의원 근무(도쿄도)
1987년~1989년 다카하시치과의원 근무(후쿠이현)
1989년 후쿠이현 마카타군 미하마쵸에 이치카와치과의원 개원

山崎史晃 (Fumiaki Yamazaki)
1970년 도야마현 출생
1995년 규슈치과대학 졸업
2002년 도야마현 이미즈시에 야마자키치과의원 개원
2017년 오사카대학치학부 대학원 졸업

相澤正之 (Masayuki Aizawa)
1971년 미야기현 출생
1995년 일본대학치학부 졸업
2004년 도쿄도 고토구 가메이도에 아이자와치과의원 개원

本多孝史 (Takashi Honda)
1971년 사이타마현 출생
1997년 니가타대학치학부 졸업
나카무라 치과의원 근무(사이타마현)
2014년 사이타마현 고노스시에 오모토치과의원 개원

三宅宏之 (Hiroyuki Miyake)
1971년 미야기현 출생
1996년 오우대학치학부 졸업
1999년 미야기현 이시노마키시에 미야케치과의원 개원
2011년 도후쿠대학대학원 치학박사
2012년 동일본대지진 피해로 이전 개업

본서를 발간하며

상악 총의치의 흡착을 달성한 후 마치 자연스러운 흐름처럼 하악 총의치의 흡착에 절망하는 목소리가 높아졌다.

그리고 1999년 아베 지로(阿部二郎) 선생이 세계 최초로 "하악 총의치의 흡착 메커니즘"이라는 이론을 발표하였다.

임상에서 그의 이론을 토대로 총의치를 제작했더니 확실히 다수의 하악 증례에서 흡착을 달성할 수 있었다.

상·하 총의치가 흡착되면 마음 편히 대화를 즐길 수 있고, 식탁에 오르는 음식이 풍성해지고, 식사도 맛있게 할 수 있어 가족 친지와의 관계가 더 돈독해진다.

다양한 매체를 통해 임상기법이 소개되었고 18년의 세월이 흘러 일본뿐 아니라 전 세계로 확산되고 있다.

아베 지로 선생은 해외에서 정열적으로 강연활동을 하고 있으며, 흡착 관련 서적이 4개국 언어로 번역되어 발간되었다. 필자의 저서도 2개국 언어로 출판되었다.

하악 흡착 총의치는 일본에서 세계로 발신하는 콘텐츠이고, 영국, 호주, 캐나다, 중국, 한국 등지에서도 배움을 위해 일본을 찾고 있다.

외국에서는 SEMCD(Suction-Effective Mandibular Complete Denture)라고 불린다.

본서는 의치 전문가인 유상의치학회 "Japan Plate Denture Association(JPDA)"의 지도의 회원이 월간 덴탈다이아몬드의 연재 "알면 납득한다!! 총의치 치료의 요령과 핵심"(2016년 5월부터 10회 연재)에 기고한 "하악 흡착 총의치"에 관한 내용을 수정해 새롭게 책으로 집대성하였다.

본서를 통해 모두가 "하악 흡착 총의치"를 이해하고 더 깊게 흥미를 가져 총의치 치료에 매진한다면 기쁨이겠다. 힘들어하는 무치악 환자가 웃음을 되찾을 수 있도록 땀을 흘리며 고군분투하는 치과의사, 치과기공사 그리고 모든 치과 관계자에게 이 책을 바친다.

2017년 12월

야마가타현 사토치과의원 Katsushi Sato (佐藤勝史)

역자 서문

"Suction Denture Perfect Guide"가 한국어판으로 출판되어 매우 기쁘게 생각합니다.
최근 하악 흡착 총의치에 관한 여러 권의 한국어 서적이 출판되어 치과의사 및 치과기공사 독자들이 하악 흡착 총의치의 개념을 이해하고 임상에 적용하는 데 많은 도움이 되었으리라 생각합니다.

구강점막이 하악 의치상연 전체를 감싸도록 하는 흡착 총의치 제작방법은 예비인상, 개인트레이의 경계와 디자인, 최종인상, 연마면 형성과정과 방법이 기존의 의치 제작법과는 다릅니다. 이 책에는 하악 흡착 총의치 제작에 핵심이 되는 진단과정, 의치상연과 연마면의 형태에 관해 Abe Jiro 선생님을 비롯한 JPDA(유상치의학회)에 속한 여러 선생님들의 의견이 서술되어 있습니다.

하악 흡착 총의치 제작을 위한 진료실, 기공실 과정이 체계화되면 보다 편안하고 예측 가능한 의치 치료를 진행할 수 있다고 생각합니다. 이 책이 하악 의치로 고민하는 임상가들에게 도움이 되고 많은 무치악 환자분들이 좋은 의치를 통해 건강한 삶을 영위할 수 있기를 바랍니다.

옆에서 많은 격려와 도움을 주시는 보철과 식구들 그리고 항상 좋은 의치를 만들고자 노력하는 김지호 선생에게 감사드립니다. 마지막으로 책이 출판되도록 도움을 주신 대한나래출판사 최용원 대표에게도 감사의 마음을 전합니다.

2018년 10월

노 관 태

목차

제1장 하악 흡착 총의치 제작의 순서도 · · · · · · 1

제2장 하악 흡착 총의치 제작의 핵심 · · · · · · · 15

목차

표지 디자인: 金子俊樹 (Toshiki KANEKO)

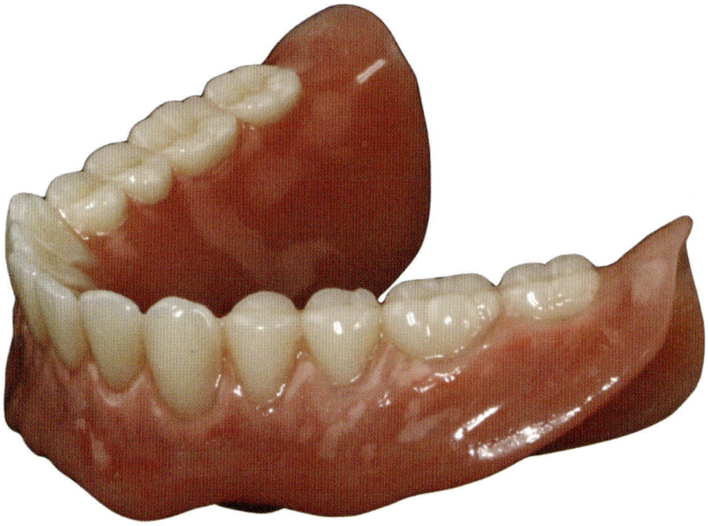

제 1 장

하악 흡착 총의치 제작의 순서도

佐藤勝史 (Katsushi Sato)

하악 흡착 총의치

제2장 1.로

● 하악 흡착 총의치를 위한 구강검사

<table>
<tr><th rowspan="2">흡착 방해요인</th><th colspan="3">우측</th><th colspan="3">좌측</th></tr>
<tr><th>양호</th><th>중등도</th><th>불량</th><th>양호</th><th>중등도</th><th>불량</th></tr>
<tr><td>1. 치조제 형태</td><td></td><td></td><td></td><td></td><td></td><td></td></tr>
<tr><td>2. 설하주름부의 스펀지처럼 부드러운 조직</td><td></td><td></td><td></td><td></td><td></td><td></td></tr>
<tr><td>3. 후악설골근와부의 의치상 연장의 여유</td><td></td><td></td><td></td><td></td><td></td><td></td></tr>
<tr><td>4. 배 모양의 retromolar pad</td><td></td><td></td><td></td><td></td><td></td><td></td></tr>
<tr><td colspan="3">Retromolar pad의 √ 항목(2개 이상 문제가 있다면 불량)
① 전방 1/2에 단단한 섬유성 조직의 유무?
② 형태
③ 전방 경사각도
④ 개·폐구 시 형태 변화</td><td colspan="2">우측
(있다, 조금 있다, 없다)
(크다, 중간, 작다)
(완만, 다소 급하다, 급하다)
(적다, 중간, 많다)</td><td colspan="2">좌측
(있다, 조금 있다, 없다)
(크다, 중간, 작다)
(완만, 다소 급하다, 급하다)
(적다, 중간, 많다)</td></tr>
<tr><td>5. 개구 시 혀의 후퇴</td><td colspan="2">☐ 양호(2cm 이내)</td><td colspan="2">☐ 중등도(2~4cm)</td><td colspan="2">☐ 불량(4cm 이상)</td></tr>
<tr><td>6. 악간관계</td><td colspan="2">☐ Class Ⅰ(양호)</td><td colspan="2">☐ Class Ⅱ(중등도)</td><td colspan="2">☐ Class Ⅲ(불량)</td></tr>
<tr><td>7. 하악위</td><td colspan="2">☐ 유도위와 습관성 교합위가 일치</td><td colspan="2">☐ 유도위와 습관성 교합위가 2mm 이상 불일치</td><td colspan="2">☐ 2mm 이상의 불일치와 불안정한 tapping 위치</td></tr>
<tr><td>8. 턱관절 기능</td><td colspan="2">☐ 정상</td><td colspan="2">☐ 기능이상</td><td colspan="2">☐ 중증 기능장애(클릭음, 통증)</td></tr>
</table>

1일 차

● 예비인상

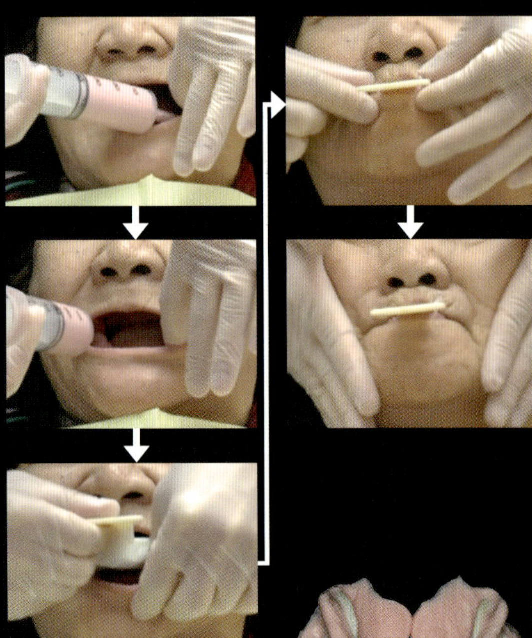

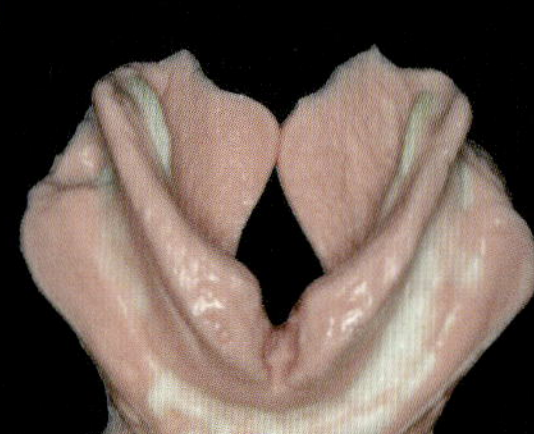

부드러운 알지네이트 인상재의 균일한 압력으로 얇게 펴진 하악 안정위 공간을 채득한다.

● 간이교합채득

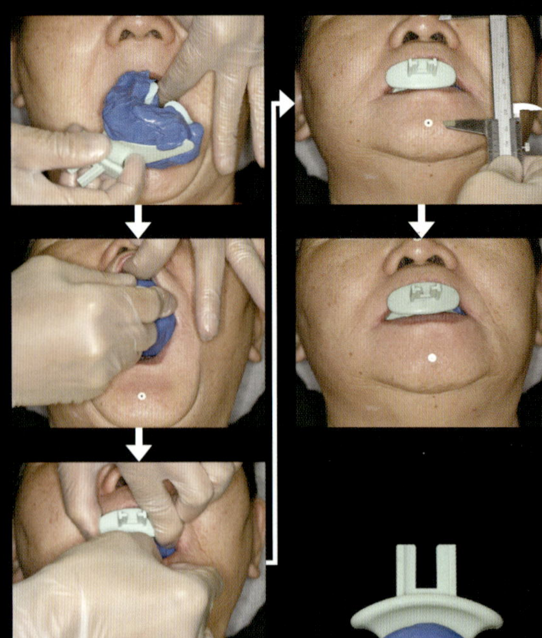

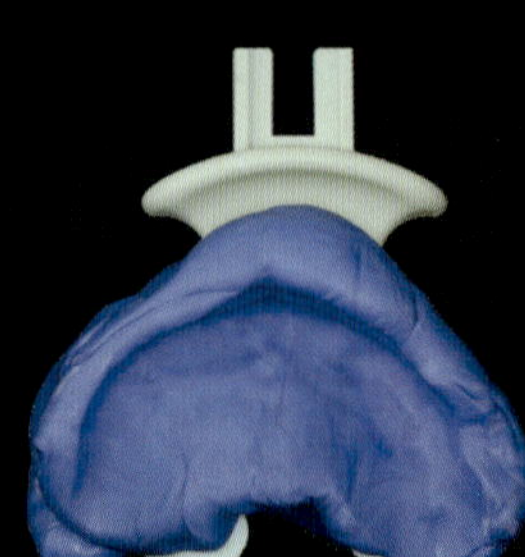

폐구 정밀기능인상의 개인트레이 제작용 교합채득.

제작의 순서도

2일 차

정밀인상(5가지 기본동작: 2~3회)

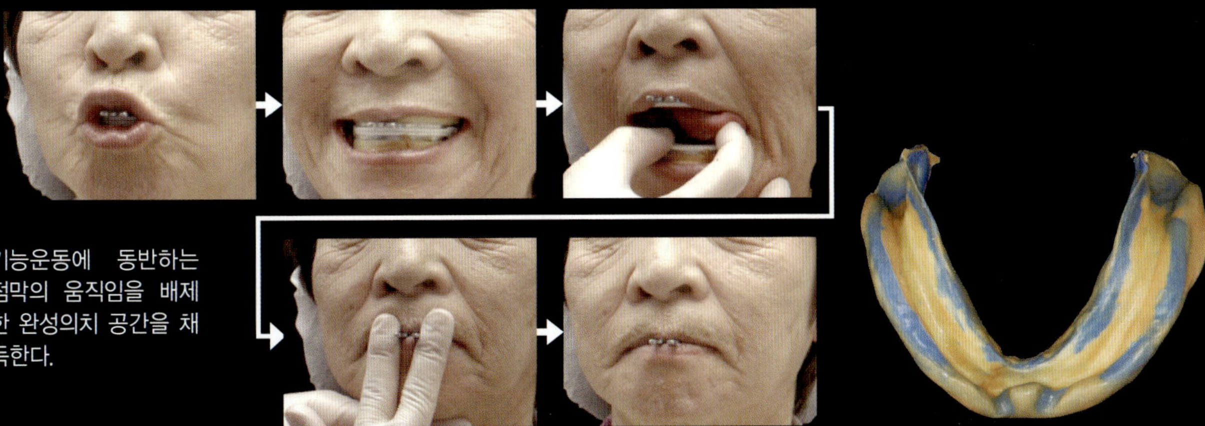

기능운동에 동반하는 점막의 움직임을 배제한 완성의치 공간을 채득한다.

고딕아치

수직적 악위의 확인과 수평적 악위의 진단·결정.

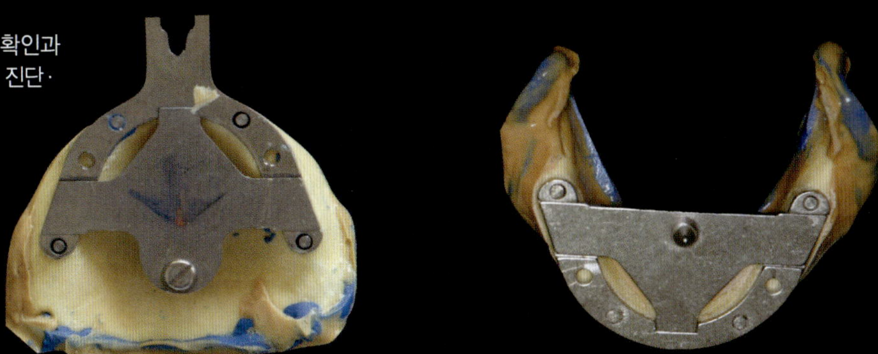

3일 차

의치 시적

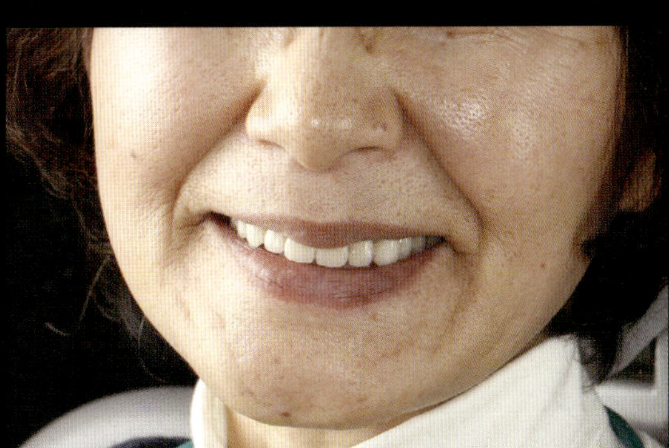

4일 차

의치 장착

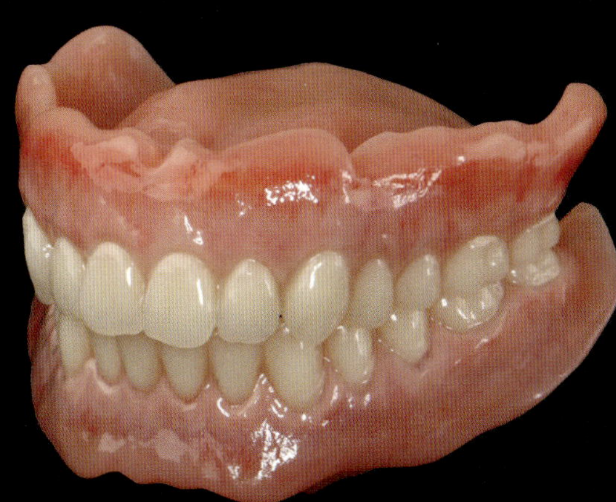

1일 차

예비인상

● 상악

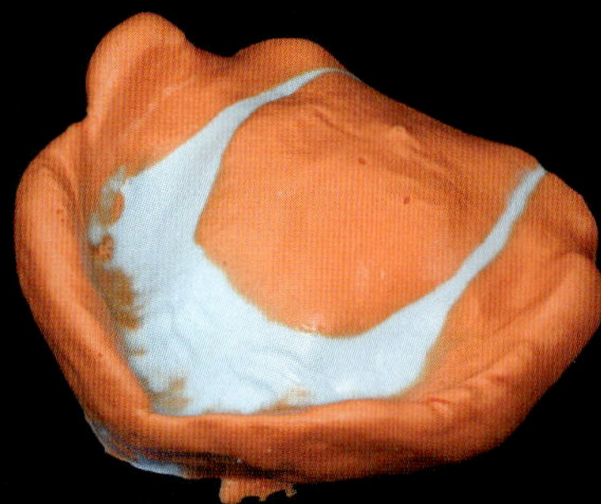

● 하악

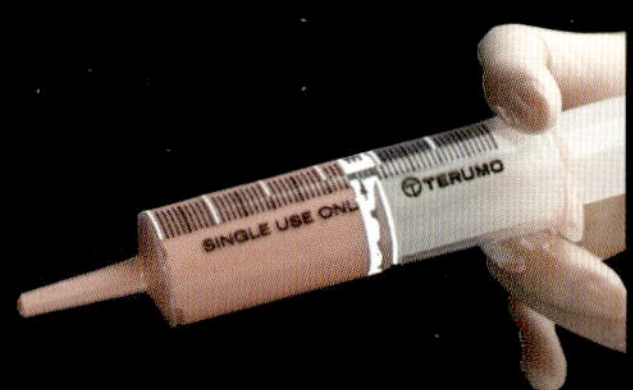

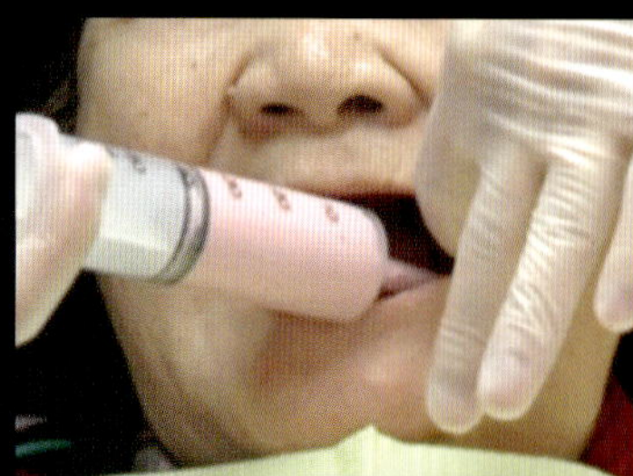

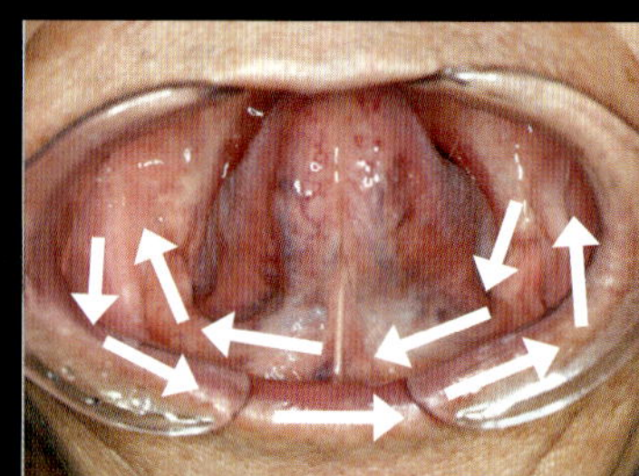

술자는 환자 10시 방향에 선다.
유동성이 높은 알지네이트 인상재를 시린지(AccuDent Syringe: Ivoclar Vivadent 또는 카테터 팁 50mL SS-50CZ: TERUMO)에 채워 좌측 retromolar pad부터 주입을 시작하는데, 혀 아래를 통과해 반대측 retromolar pad에 도달하면 협측·순측·협측을 지나 원래 위치로 돌아온다.

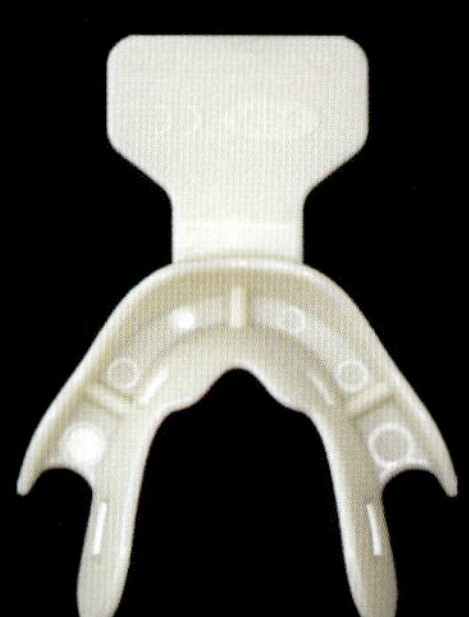

Frame Cut Back Tray (MORITA)를 사용한다.

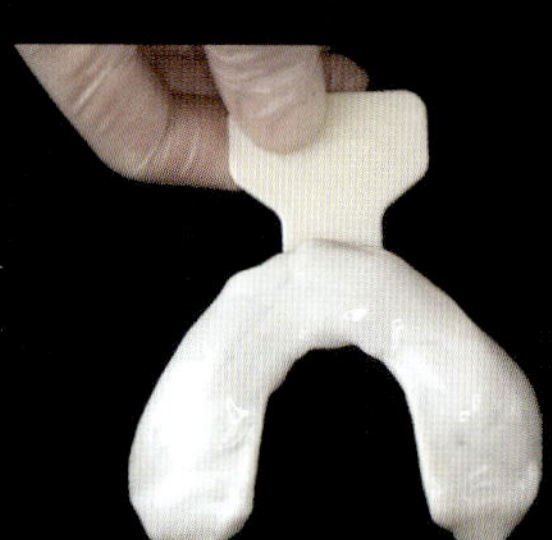

유동성이 낮은 알지네이트 인상재를 트레이에 축성한다.

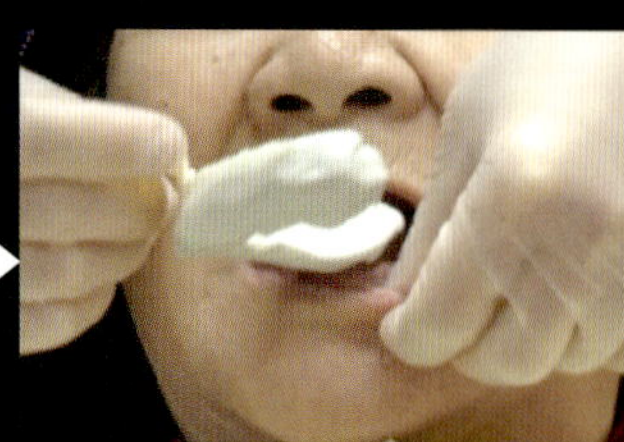

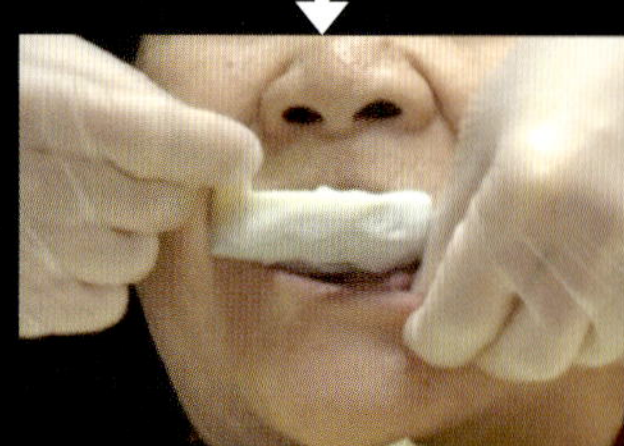

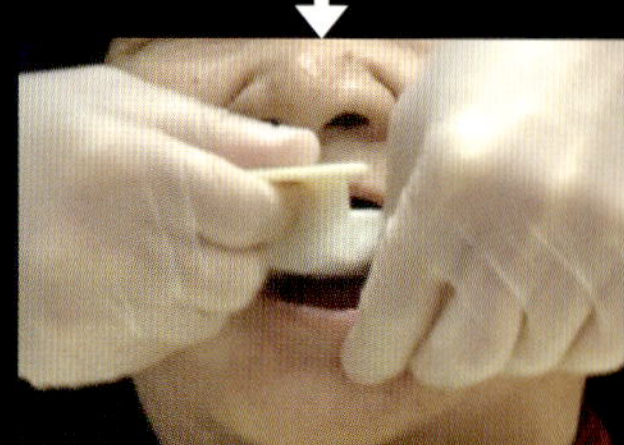

트레이로 우측 구각을 잡아당기듯이 누르면서 옆으로 90° 회전시켜 구강에 삽입한다.

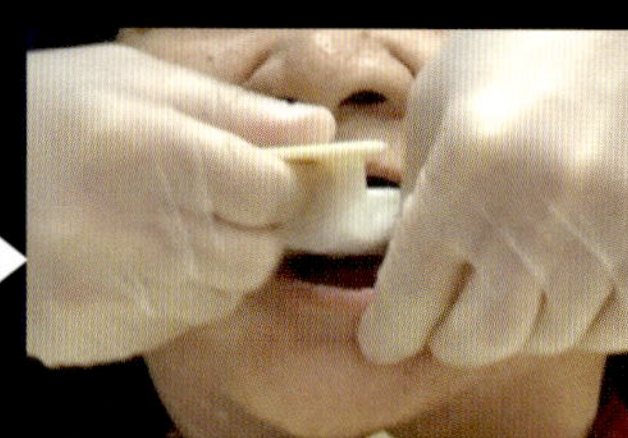

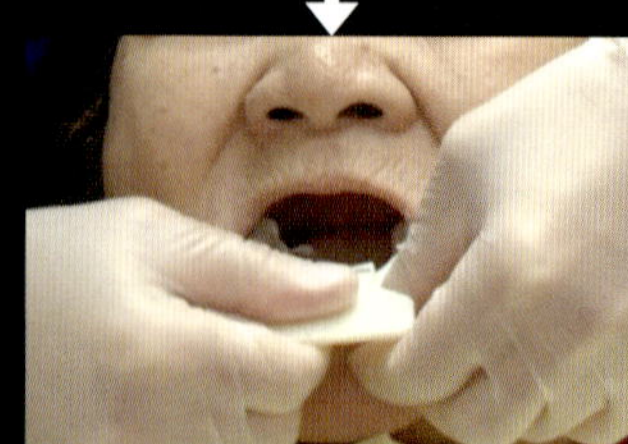

트레이 전방부로 전치부 치조제를 누른다. 트레이 후방부는 떠있다.

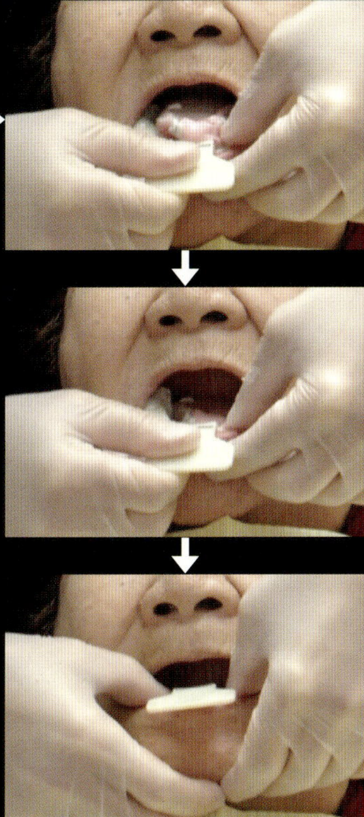

이 상태에서 혀를 내밀게 한다(메롱). 혀를 넣고 구강저가 안정될 때까지 7초 기다린다. 트레이의 구치부를 누른다.

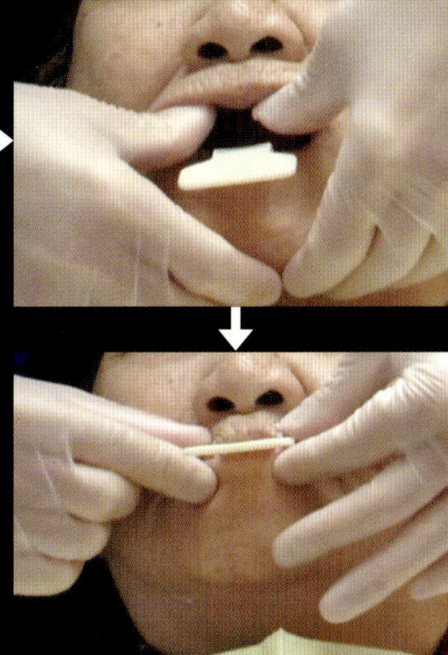

윗입술이 안쪽으로 말리지 않도록 엄지로 윗입술을 들어 올리면서 환자에게 천천히 폐구를 지시한다.

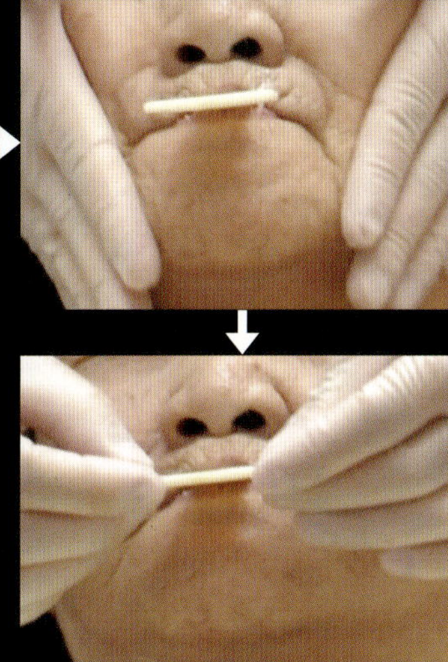

인상재 무게로 협점막이 부풀어 오르지 않도록 뺨을 쓸어올린다.
트레이의 위치를 섬세하게 조정한다.
폐구 상태에서 인상재가 경화하기를 기다린다.

	유동성이 높은 인상재	유동성이 낮은 인상재
Ivoclar Vivadent	AccuDent XD syringe material	AccuDent XD tray material
GC	AROMA FINE dust free (물 20% 증량)	HI-TECHNICOL (물 20% 감량)
Nissin	ALFLEX dust free (물 50% 증량)	ALFLEX denture

사용 가능한 알지네이트 인상재의 조합.

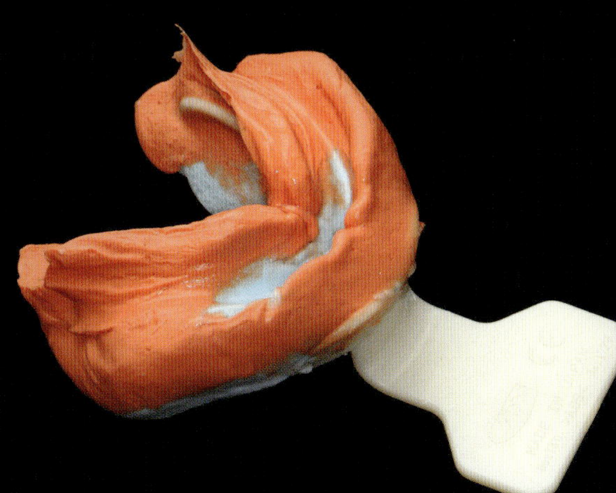

예비인상 완성.

간이교합채득

제2장
3. ①로

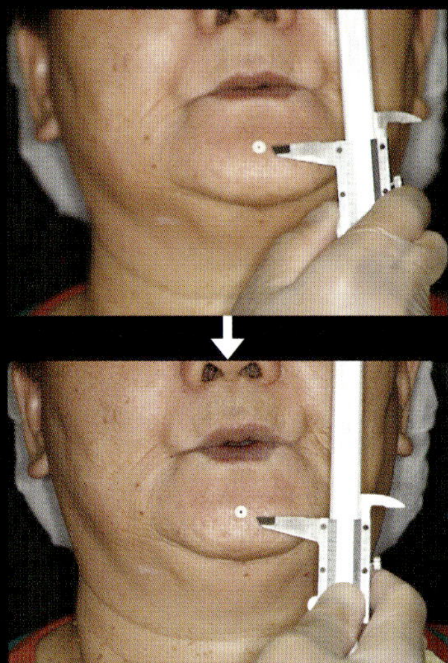

코와 턱에 스티커를 붙여 기준점을 정한다.
안정공간이용법이나 Air-Blow법, 안모에서 교합고경을 결정한다.

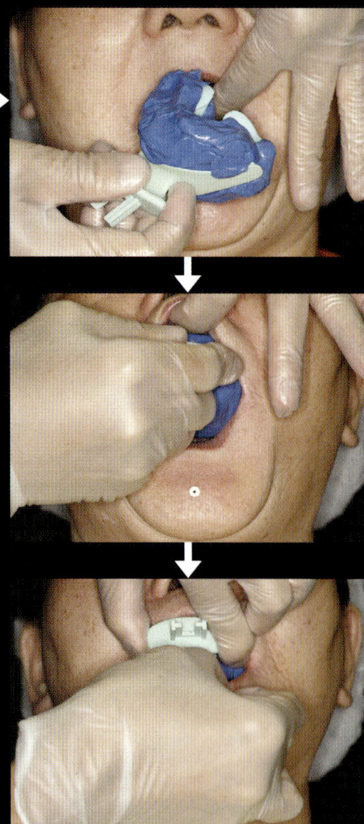

트레이 상·하에 실리콘 인상재 putty type을 축성하고 상악 전치부 치조제에 눌러 고정한 후 아랫입술을 당겨 시야를 확보하면서 하악 전치부 치조제를 씹게 한다.

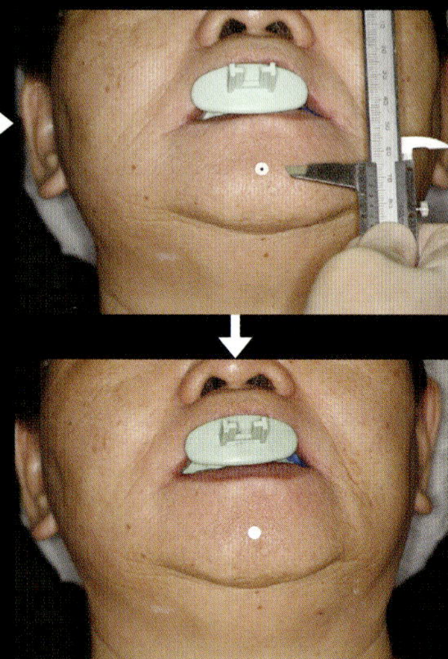

필요한 교합고경까지 씹으면 일단 연하를 지시한 후 경화를 기다린다. 상·하 전치부 치조제부만 교합을 채득한다.

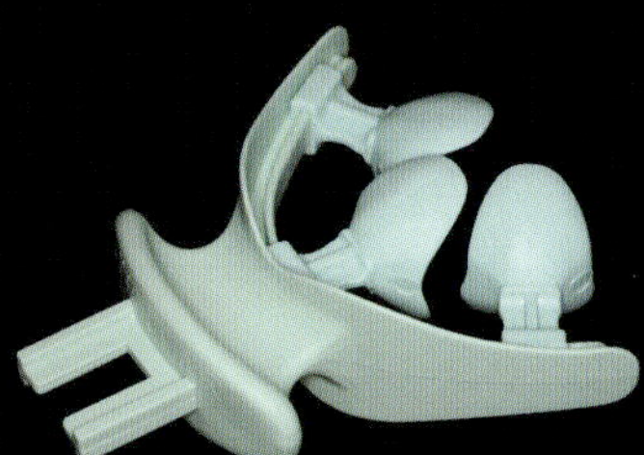

Centric Tray(Ivoclar Vivadent) 또는 Bite Tray(GC)를 사용한다.

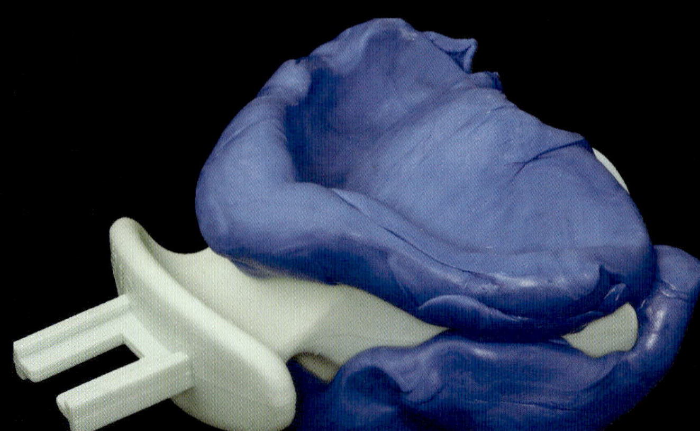

트레이의 인상재에 상·하 전치부 치조제 흔적이 남는다. 예비인상 모형의 치조정에 적합할 때까지 칼로 인상재의 변연을 정리한다. 적합하면 상·하 모형에 끼워 교합기에 장착한다.

개인트레이 제작(치과기공측)

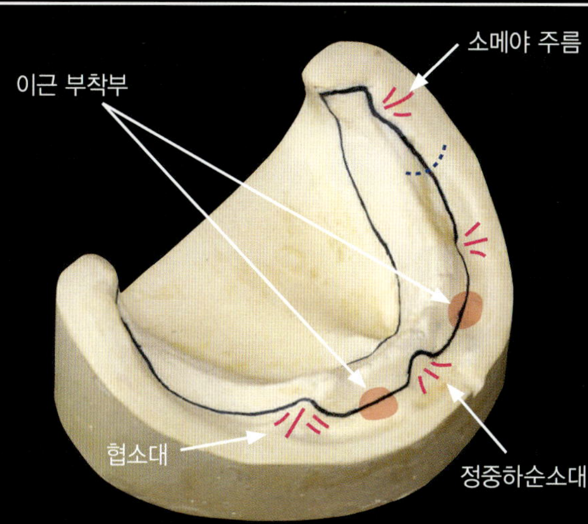

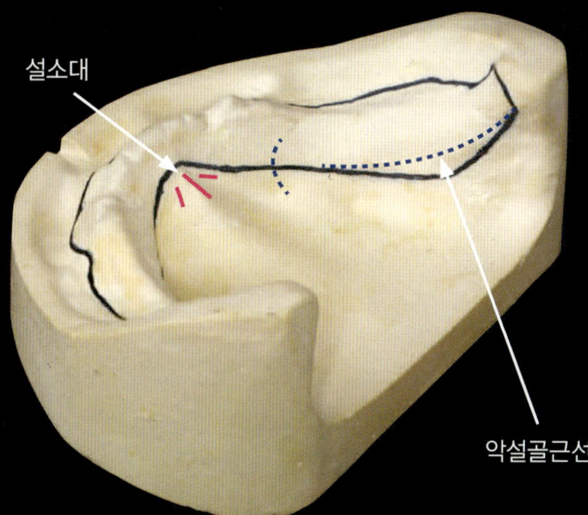

Wax rim이 있는 개인트레이의 외형선.

협측: 협소대 및 소메야 주름을 피해 치은협이행부 최하점.
순측: 정중하순소대를 피해 치은순이행부에서 2mm 위. 이근 부착부가 보이면 릴리프.
설측 전방: 설소대를 피해 가장 튀어나온 곳.
악설골근선부: 악설골근선을 2~3mm 지난다.
Retromolar pad: 전부 덮는다.

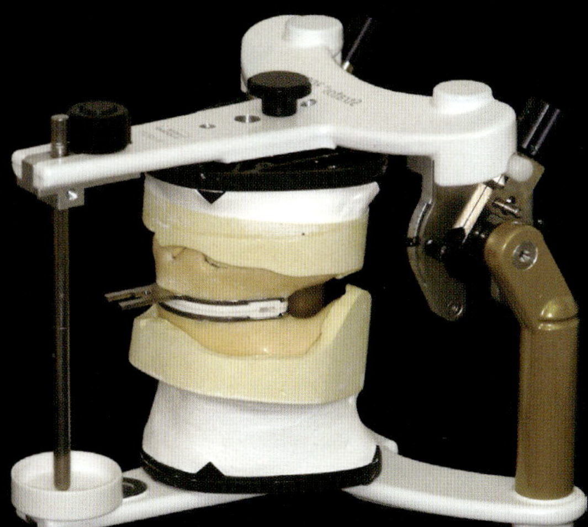

고딕아치 장치 Gnathometer M(Ivoclar Vivadent)을 장착한 개인트레이. 센트로픽스(Hakusui Trading)도 가능.

or

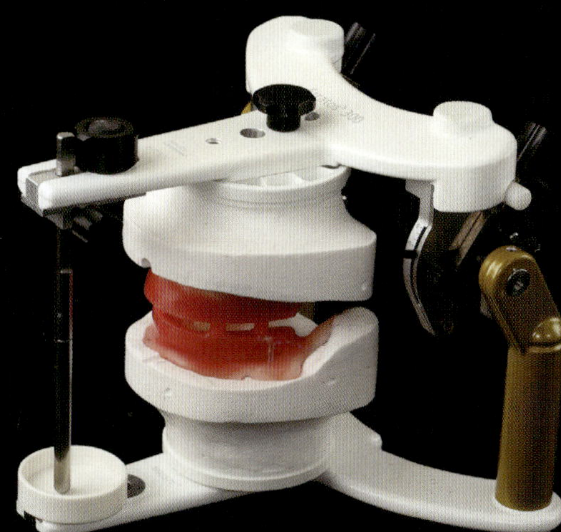

Wax rim이 있는 개인트레이. 정밀인상 전에 뜨거운 스파튤라로 4개의 돌기 끝을 녹여 구강 내에서 교합을 조정한다.

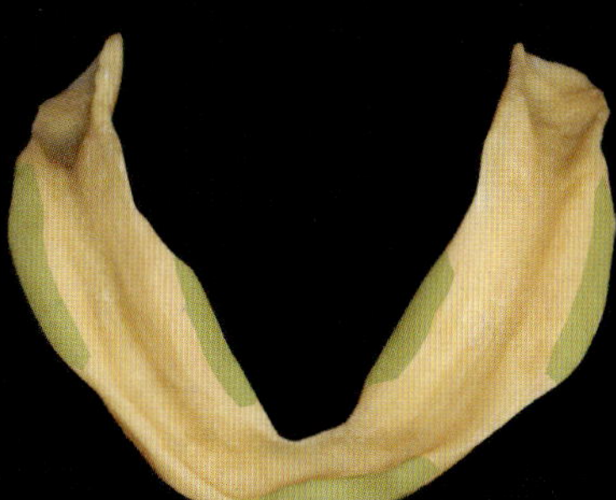

점막면 모습: 연두색 부위에 두께를 더 준다.

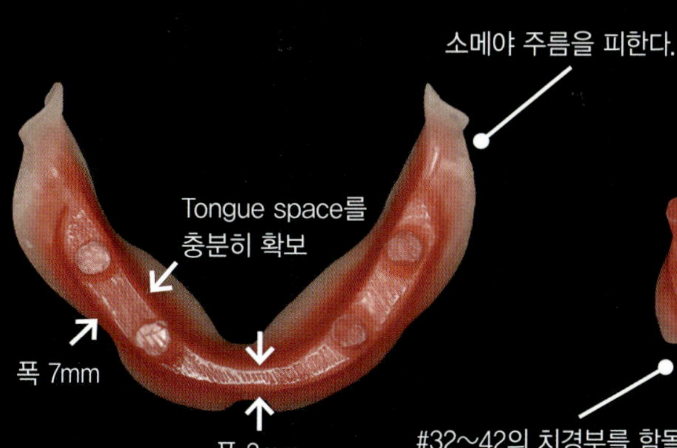

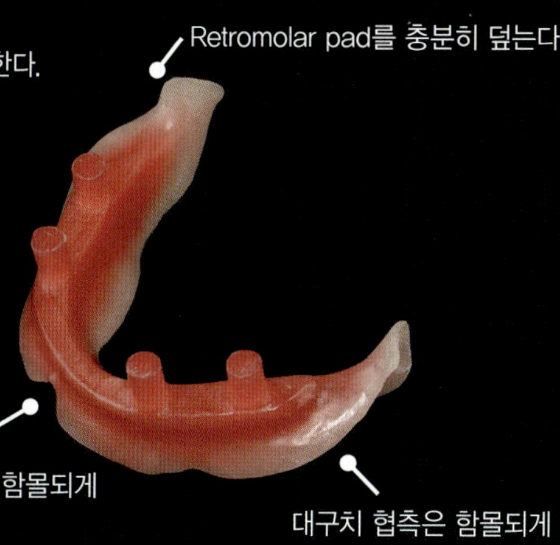

정밀인상(실리콘 인상재법)

● 1차 정밀인상

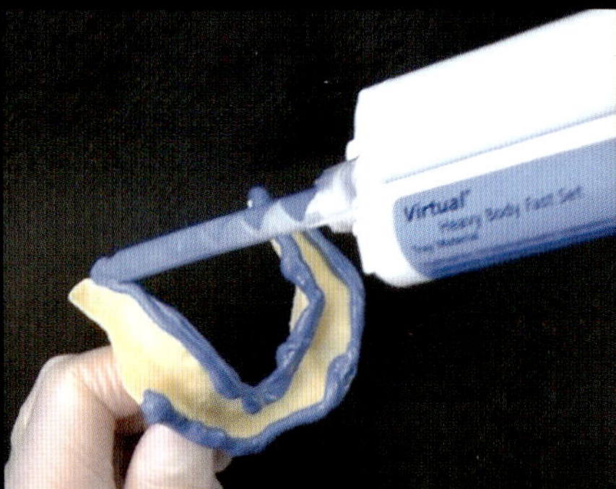

접착제 도포 후 단단한 실리콘 인상재를 개인트레이 가장자리에만 도포하고 구강에 삽입해 환자에게 **'5가지 기본동작'** 을 하게 한다.

	유동성이 낮은 1차 인상재	유동성이 높은 2차 인상재
Ivoclar Vivadent	Virtual Heavy Body	Virtual Light Body
GC	Exadenture Border Type	Exadenture
Morita	Genie Heavy Body	Genie Regular Body
Hakusui Trading	Panasil Tray Soft Heavy	Panasil Initial Contact Light

사용 가능한 실리콘 인상재의 조합.

❶

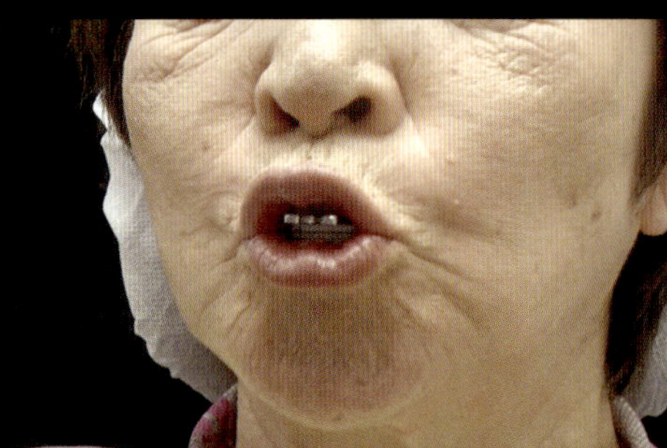

우-

입을 뾰족하게 한다.

❷

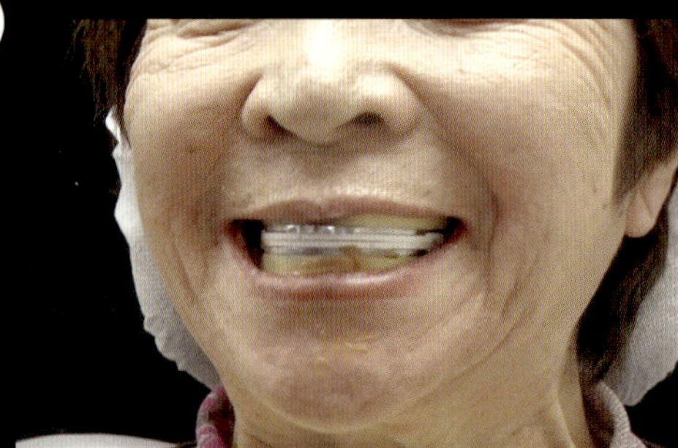

이-

구각을 당긴다.

× 2회

❸

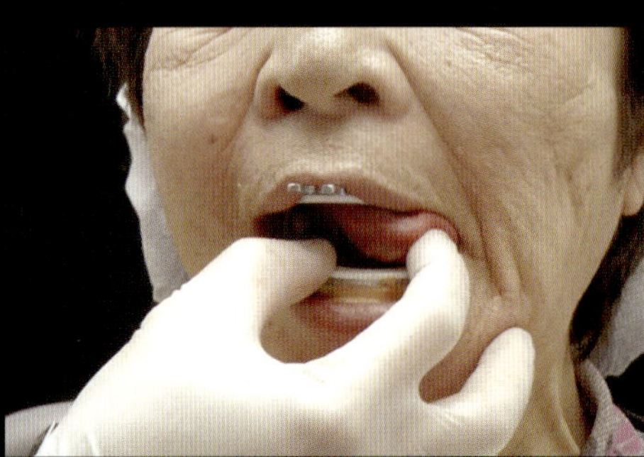

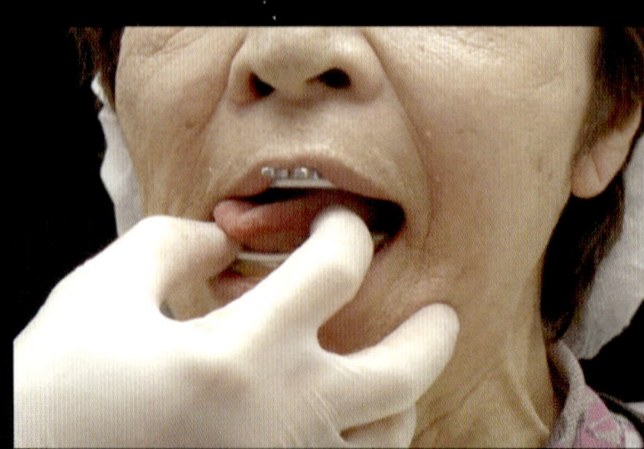

④

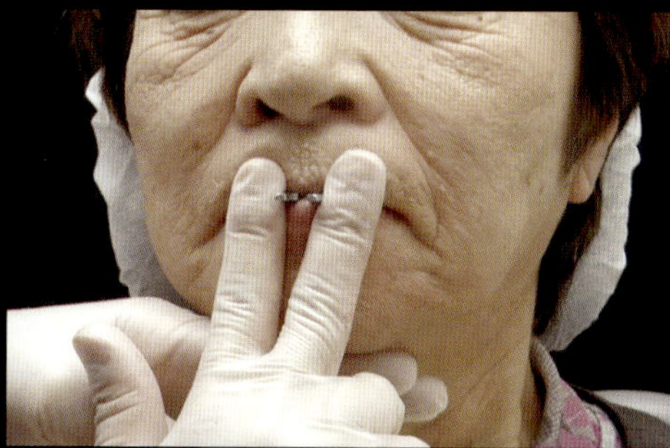

굿 하악 개인트레이 전치부 설측을 혀로 누른다.

⑤

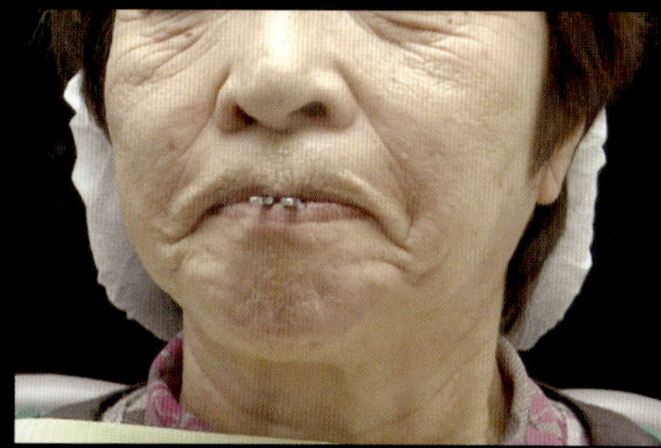

꿀꺽 연하.

'5가지 기본동작' 을 2~3회 반복하고 폐구해 실리콘 인상재의 경화를 기다린다.

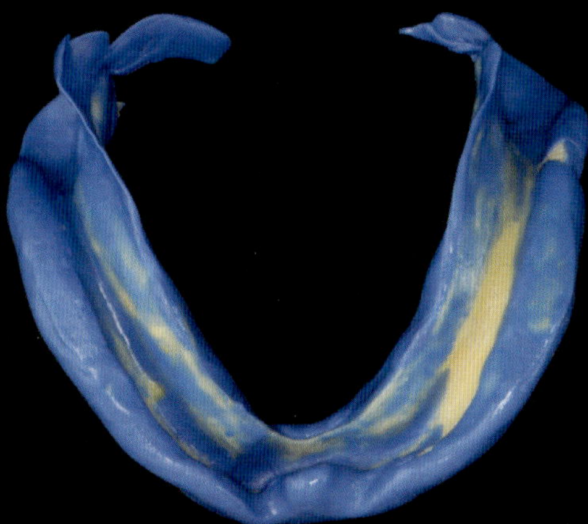

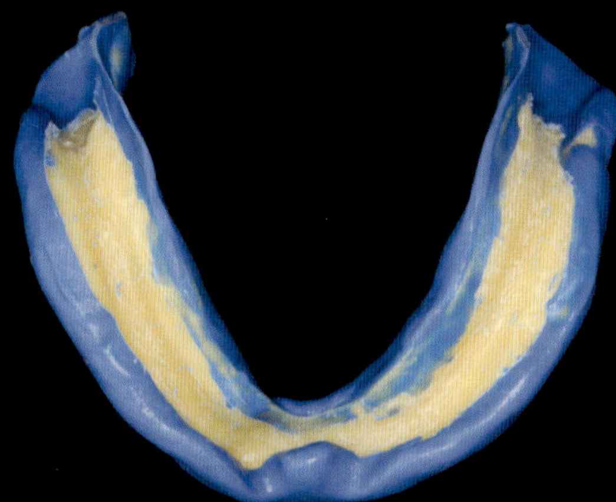

변연을 남기고 내면의 실리콘 인상재를 칼로 제거한다.

2차 정밀인상

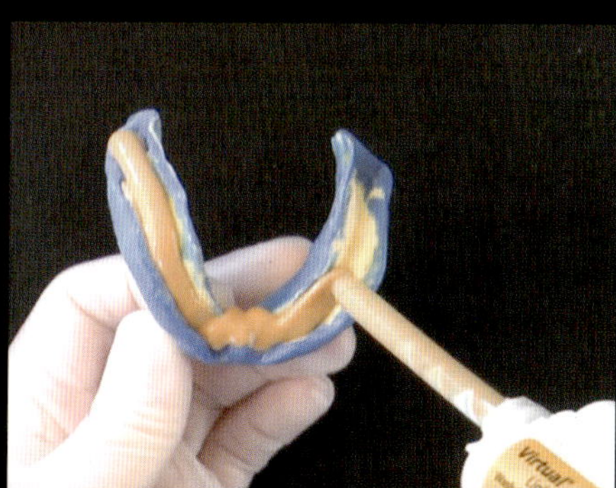

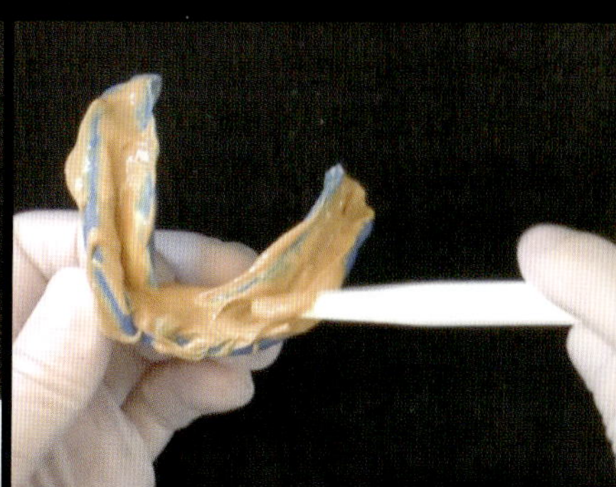

접착제 도포 후 유동성이 좋은 실리콘 인상재를 점막면 전체에 도포하고
스파튤라로 정리해 구강에 삽입한다.
1차 정밀인상처럼 환자에게 대표적인 기능운동인
'5가지 기본동작' 을 2~3회 반복하게 한다.
실리콘 인상재가 경화되면 정밀인상이 완성된다.

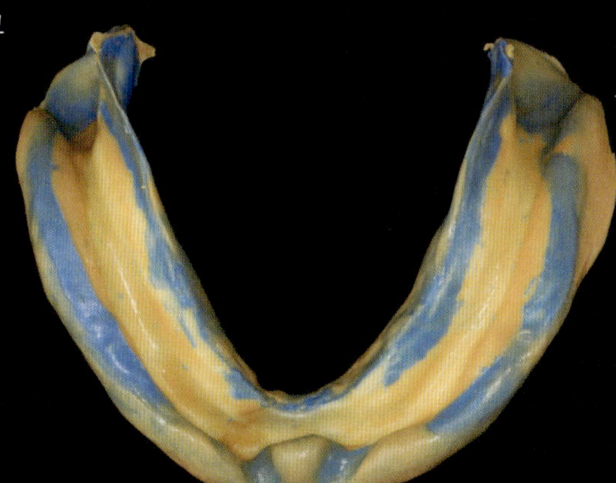

정밀인상(기능인상재법)

● 1차 정밀인상

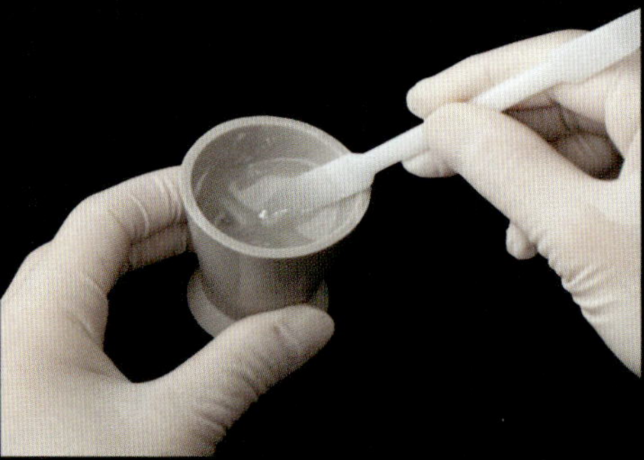

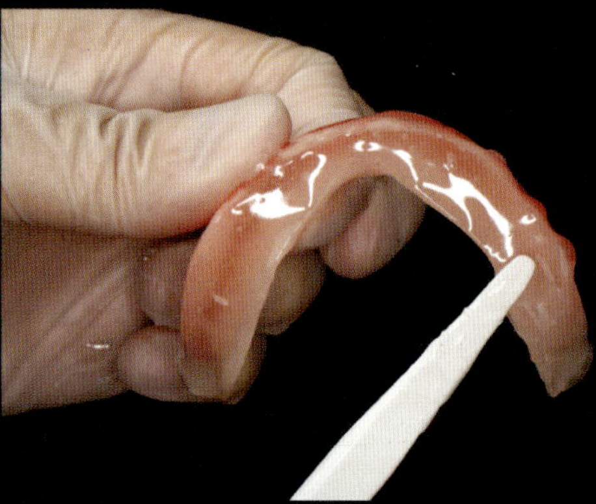

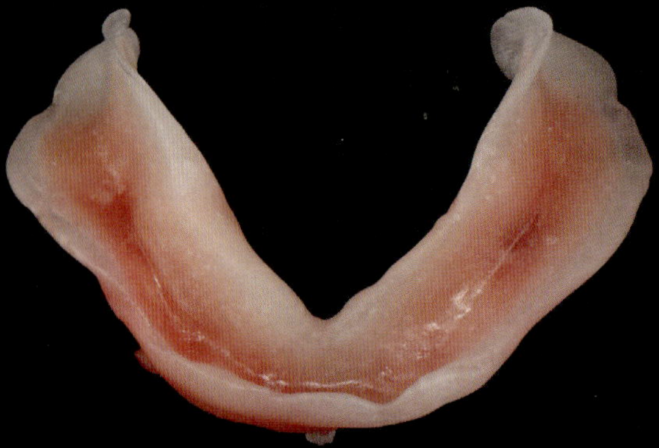

기능인상재 Soft Liner(GC)를 개인트레이 점막면에 축성하고 '5가지 기본동작' 을 2~3회 하게 한다. 탄력을 높이기 위해 분말:액체비를 '10:7'로 조정한다. 접착제는 필요 없다.

● 2차 정밀인상

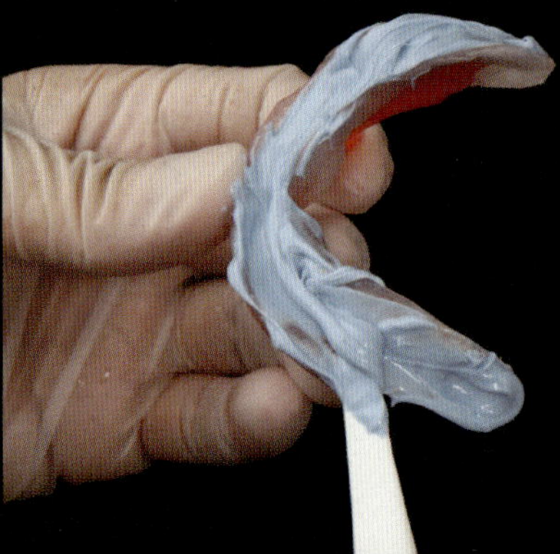

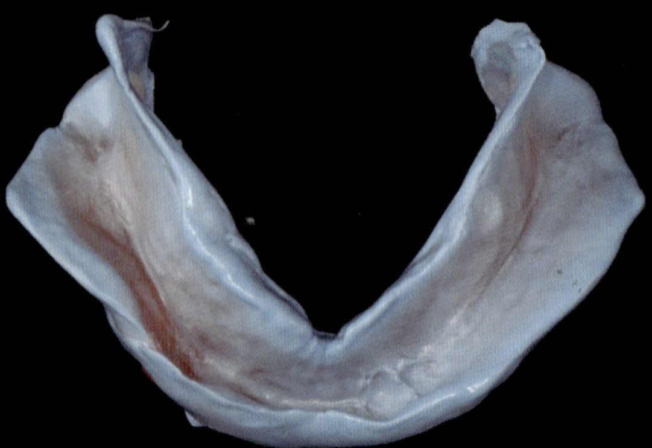

1차 정밀인상재가 경화되면 실리콘 인상재 Exadenture(GC)를 도포하고 '5가지 기본동작' 을 2~3회 지시한다. 경화되면 종료. 접착제는 필요 없다.

정밀인상은 재료에 따라 실리콘 인상재법과 기능인상재법으로 분류한다.

고딕아치 묘기 및 교합채득

상·하악 모두 인상용 커버를 분리하고 고딕아치용 어태치먼트로 교체한다.

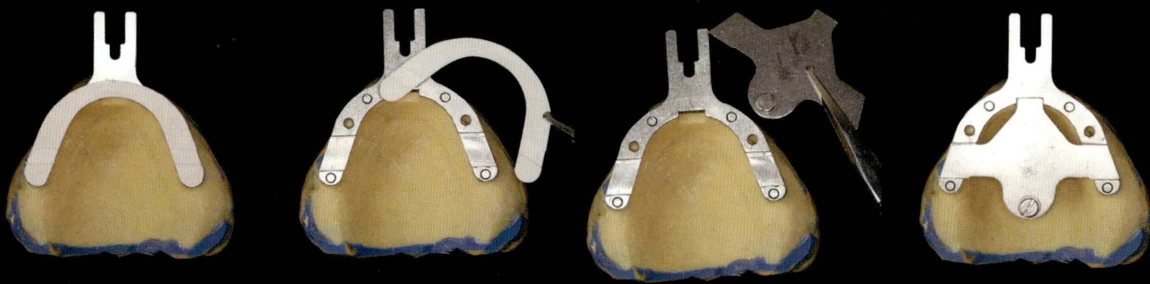

실리콘 인상재로 정밀인상 후 치조제와 가장 적합이 좋은 상태에서 고딕아치를 묘기하고 교합을 채득한다.

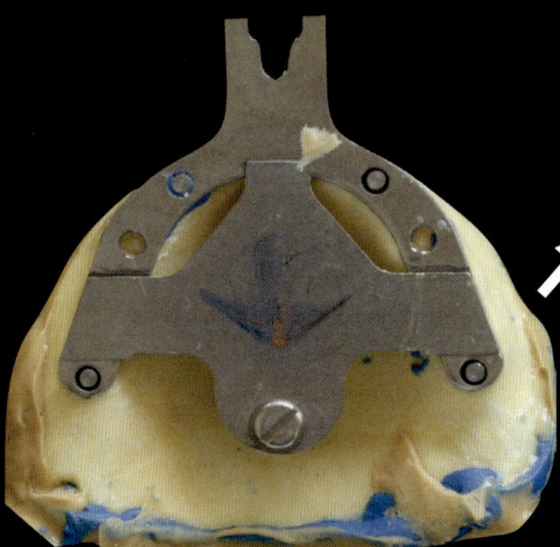

제2장
3. ②로

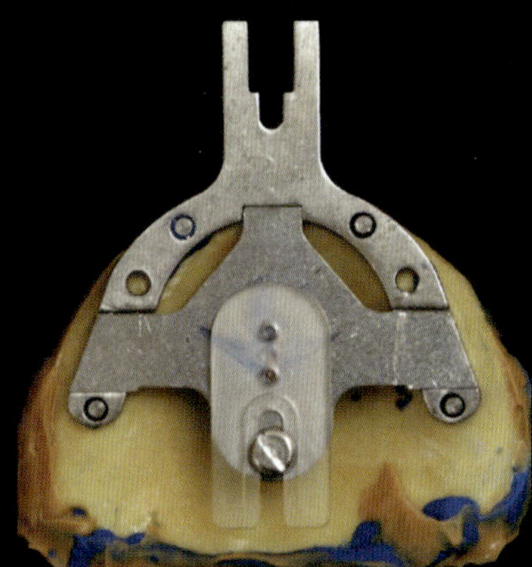

Tapping point에 투명한 플라스틱 플레이트 구멍을 맞춰 나사를 고정한다.

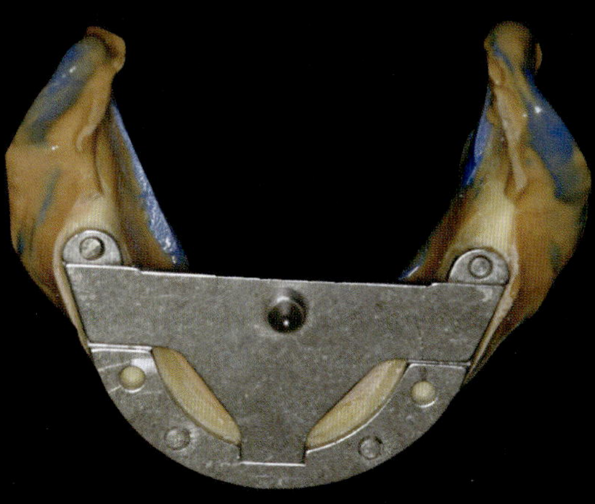

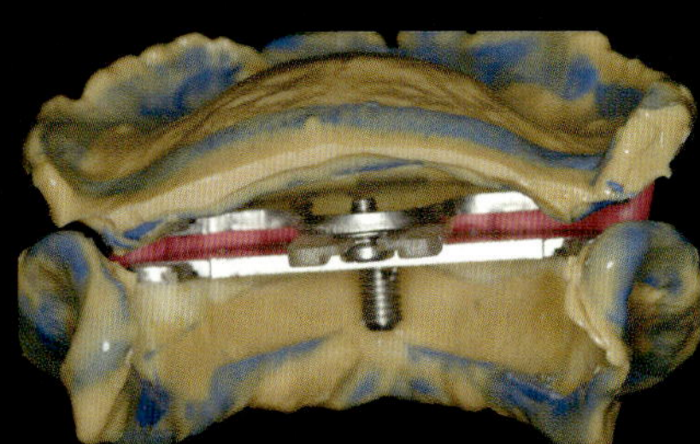

구멍에 하악 묘기바늘을 끼워 고정하고 상·하악 치열부 공간에 실리콘 바이트재를 주입해 교합을 채득한다.

기능인상재법은 2일 차에 정밀인상만 채득하고 그 모형으로 고딕아치용 교합상을 제작한다. 그리고 그 후에 채득한다.

3일 차

의치 시적

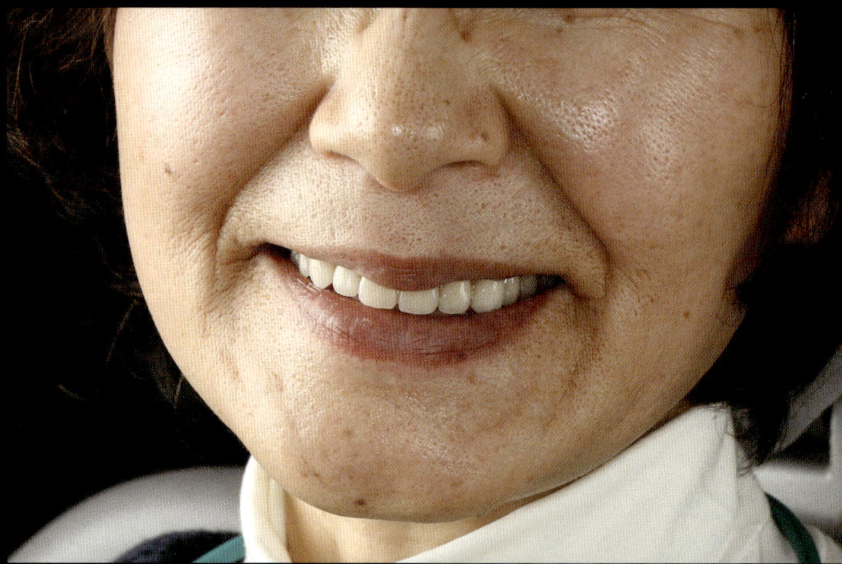

4일 차

의치 장착

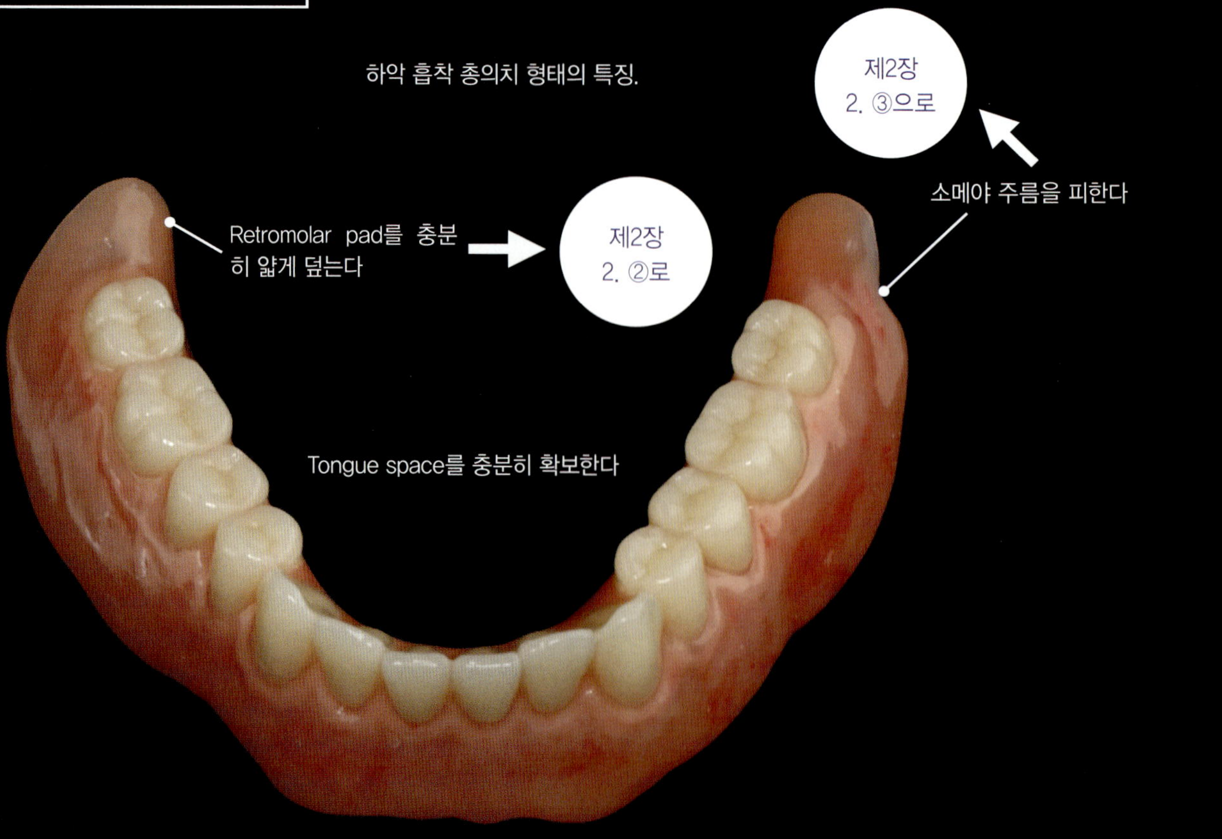

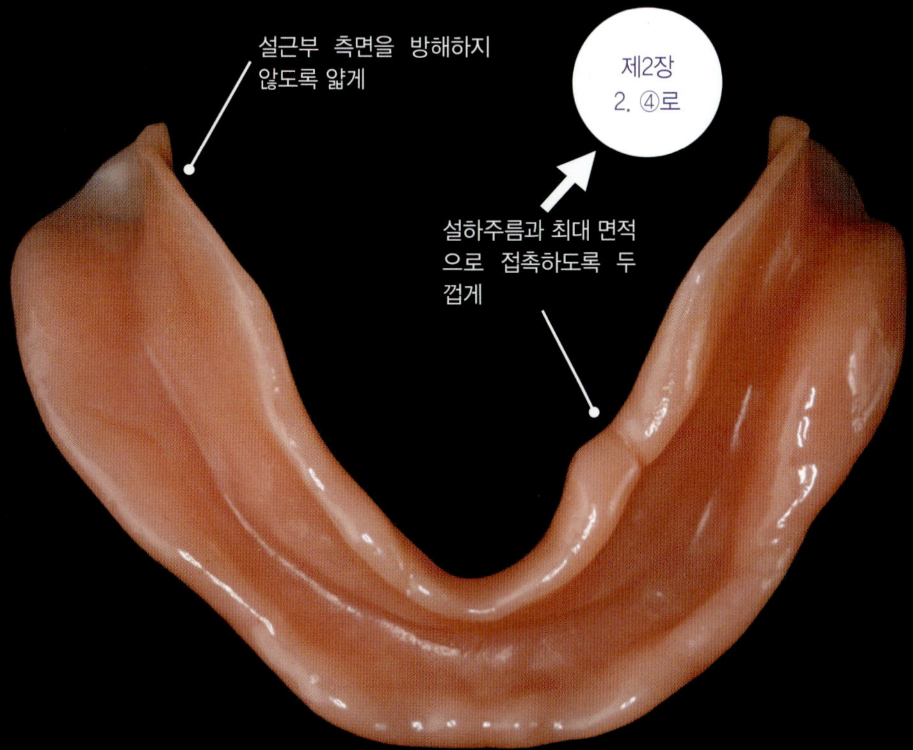
설근부 측면을 방해하지 않도록 얇게
제2장 2. ④로
설하주름과 최대 면적으로 접촉하도록 두껍게

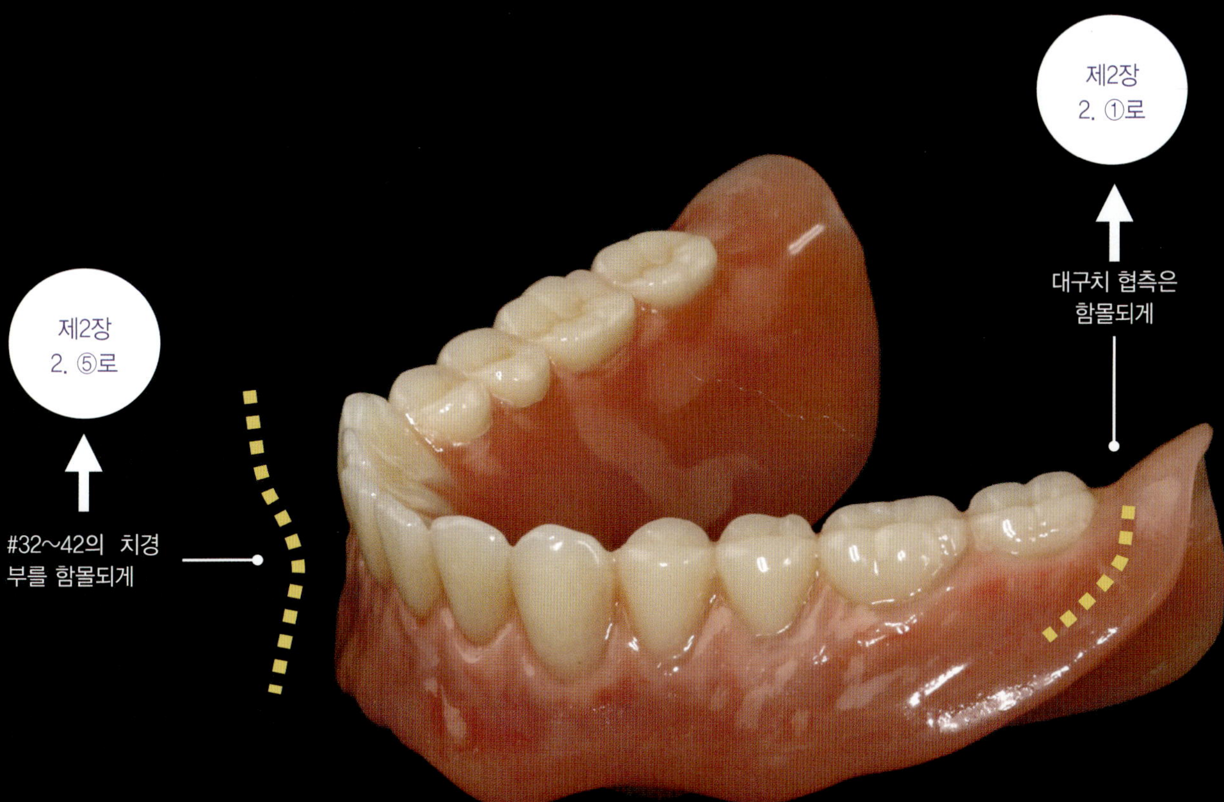
제2장 2. ①로
대구치 협측은 함몰되게
제2장 2. ⑤로
#32~42의 치경부를 함몰되게

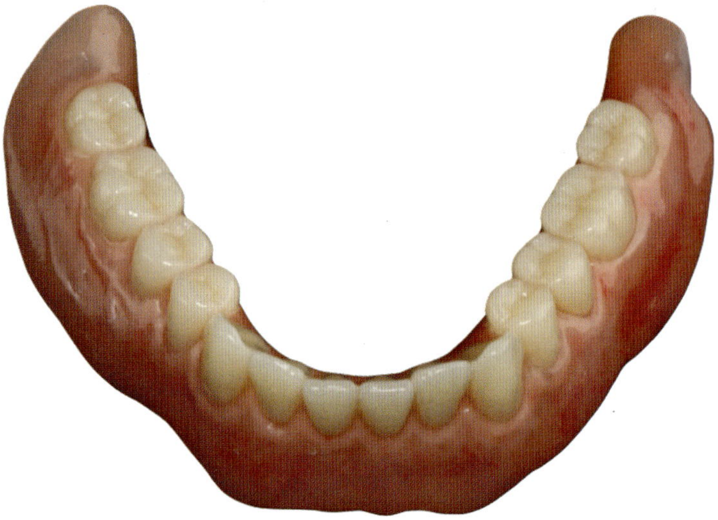

제2장

하악 흡착 총의치 제작의 핵심

1. 하악 흡착 총의치의 진단

2. 하악 흡착 총의치의 상연 형태

① 협측상연

② Retromolar Pad

③ 소메야 주름과 후악설골근와

④ 설하주름부의 봉쇄

⑤ 순측 점막 연마면의 형태

3. 하악 흡착 총의치를 위한 교합채득

① Centric Tray를 이용한 간이교합채득법

② 고딕아치(Go-A)

1. 하악 흡착 총의치의 진단

阿部二郎 (Jiro Abe)

하악 흡착 총의치는 탈락하지 않는다

과거 '불가능하다'고 여겼던 하악 총의치의 흡착이 가능해진 것은 지금으로부터 20년 전 1990년대 후반의 일이다[1~3].

부끄러운 말이지만 필자가 연구를 시작하게 된 동기는 '돈은 얼마든지 낼 테니 아래 틀니가 들뜨지 않도록 해 달라!'는 환자의 한 마디였고, 개인적으로도 개업할 때 대출을 많이 받았기 때문에 돈이 절실하였다. 그러나 하악 총의치를 흡착시킬 실력이 없어 속이 상했지만 어떻게든 해야겠다고 결심하고 1985년부터 연구에 돌입하였다. 솔직히 말하면 해답을 찾는 데 가장 큰 장애물은 구강 내 직접 관찰이 곤란한 근육의 부착부를 기준으로 채득하는 기존의 인상법, 즉 compound technique이었다. 정확히 말하면 compound technique에 의한 의치상의 변연봉쇄라는 용어였다. 사실 여기에서 말하는 변연봉쇄는 부분적인 변연봉쇄를 의미한다. 만약 하악 총의치의 전체 둘레를 봉쇄했다면 상악 총의치와 같은 흡착을 달성했을 것이다.

결국 의치 상연을 봉쇄하는 것은 근육이 아닌 구강점막이라는 사실을 깨달았다. 구강점막이 의치상 전체 둘레와 적절하게 접촉해 봉쇄하는 점에 주목하고 의치상의 전체 둘레를 봉쇄하면 하악 총의치도 흡착을 달성할 수 있다는 결론에 도달하였다.

하악 흡착 총의치란 '하악 총의치를 벗기려고 할 때 강한 음압을 감지하는 의치'다. 사토(佐藤)는 "What is Suction Denture?"(대한나래출판사 출판)에 '흡착 의치는 탈락하지 않는다'고 바꿔 표현하였다[4].

독자 여러분은 본 방법을 실천하기 전에 변연에서 한 곳이라도 공기가 새지 않도록 주의하고, 구강점막이 상연의 전체 둘레를 감싸도록 정밀인상을 완성하는 데 집중하기 바란다. 또한 예비인상

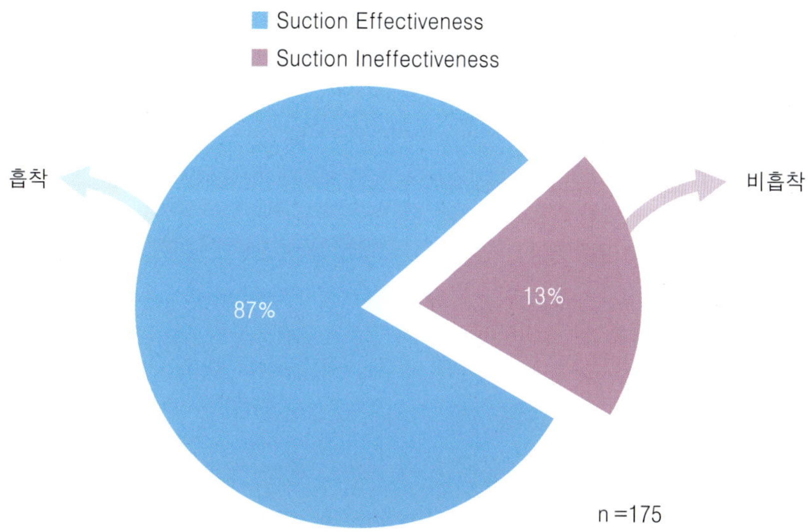

그림 1. 하악 총의치의 흡착 성공률[5)]

을 채득하는 방법, 개인트레이의 설계 선과 장치, 인상은 폐구기능인상을 중심으로 인공치 배열 위치, 나아가 점막이 의치를 에워싸기 쉬운 형태로 연마면을 형성하는 등 기존의 의치제작법과 전혀 다른 과정을 거쳐 흡착 의치를 완성하는 내용을 이해했으면 한다.

흡착 의치 검사·진단의 핵심

1. 흡착 검사·진단으로 비보험진료의 비율을 높인다

검사·진단이라는 말을 들으면 "대학에서나 가능하지" 하고 뒤로 물러서는 분이 계실지도 모른다. 그러나 흡착 의치가 "확실히 가능할 것 같다"는 진단을 10분 이내에 내릴 수 있다면 환자에게 자신을 갖고 비보험진료를 권할 수 있다.

2. 흡착 성공률 약 87%(그림 1)

흡착법의 성공률은 필자가 속한 학회 조사에 따르면 약 87%라고 한다[5)]. 까다로운 13%를 진단해서 가려낼 수 있다면 환자와 소통할 때 자신 있게 설명할 수 있다.

3. 흡착을 방해하는 요인

진단용 검사지를 사용해 해당되는 부분에 '√' 표시를 한다(표 1).

흡착을 방해하는 요인은 해부학적 방해요인과 하악위에 관한 방해요인이 있다. 전자는 5개(1~5)로 분류하고 '불량'을 2개 이상 표시한 경우 까다로운 증례로 진단한다. 후자는 3개(6~8)로 분류하고 Class Ⅲ, 불안정, 중증 기능장애가 표시된 경우 까다로운 증례로 진단한다.

표 1. 하악 흡착 의치의 검사항목

흡착방해요인	우측			좌측		
	양호	중등도	불량	양호	중등도	불량
1. 치조제 형태						
2. 설하주름부의 스펀지처럼 부드러운 조직						
3. 후악설골근와부의 의치상 연장의 여유						
4. 배 모양의 retromolar pad						
Retromolar pad의 √ 항목(2개 이상 문제가 있다면 불량)	우측			좌측		
① 전방 1/2에 단단한 섬유성 조직의 유무?	(있다, 조금 있다, 없다)			(있다, 조금 있다, 없다)		
② 형태	(크다, 중간, 작다)			(크다, 중간, 작다)		
③ 전방경사각도	(완만, 다소 급하다, 급하다)			(완만, 다소 급하다, 급하다)		
④ 개·폐구 시 형태 변화	(적다, 중간, 많다)			(적다, 중간, 많다)		
5. 개구 시 혀의 후퇴	□ 양호(2cm 이내)		□ 중등도(2~4cm)		□ 불량(4cm 이상)	
6. 악간관계	□ Class Ⅰ(양호)		□ Class Ⅱ(중등도)		□ Class Ⅲ(불량)	
7. 하악위	□ 유도위와 습관성 교합위가 일치		□ 유도위와 습관성 교합위가 2mm 이상 불일치		□ 2mm 이상의 불일치와 불안정한 tapping 위치	
8. 턱관절 기능	□ 정상		□ 기능이상		□ 중증 기능장애(클릭음, 통증)	

해부학적 방해요인보다 하악위에 관한 방해요인이 하악 총의치의 흡착을 더 어렵게 만드는 경향이 있다.

해부학적 방해요인

1. 치조제 형태(그림 2)

치조제 흡수가 심하면 교합할 때 의치가 치조제에서 미끄러져 주변에서 공기가 유입되어 봉쇄가 파괴된다. 파노라마 X선사진에 이공 상부의 잔존골량과 이공 하부의 골량이 같을 때 양호하다고 진단하고 동량 이하일 때 중등도, 이공 근처까지 골을 상실했을 때 불량으로 진단한다.

2. 설하주름부의 스펀지처럼 부드러운 조직(그림 3)

설측상연을 스펀지처럼 부드러운 조직으로 채우면 봉쇄력이 강해진다.

환자에게 천천히 개구를 지시하고 전치부 치조제 후방에 스펀지처럼 부드러운 조직이 크게 올라와있으면 양호하다고 진단한다. 약하게 올라온 경우는 중등도, 설하주름부가 텐트처럼 단단해진 증례는 불량으로 진단한다.

3. 후악설골근와부에 의치상 연장의 여유(그림 4)

Retromolar pad 설측 하부로 의치상을 2mm 이상 연장하지 않으면 봉쇄를 완성할 수 없다.

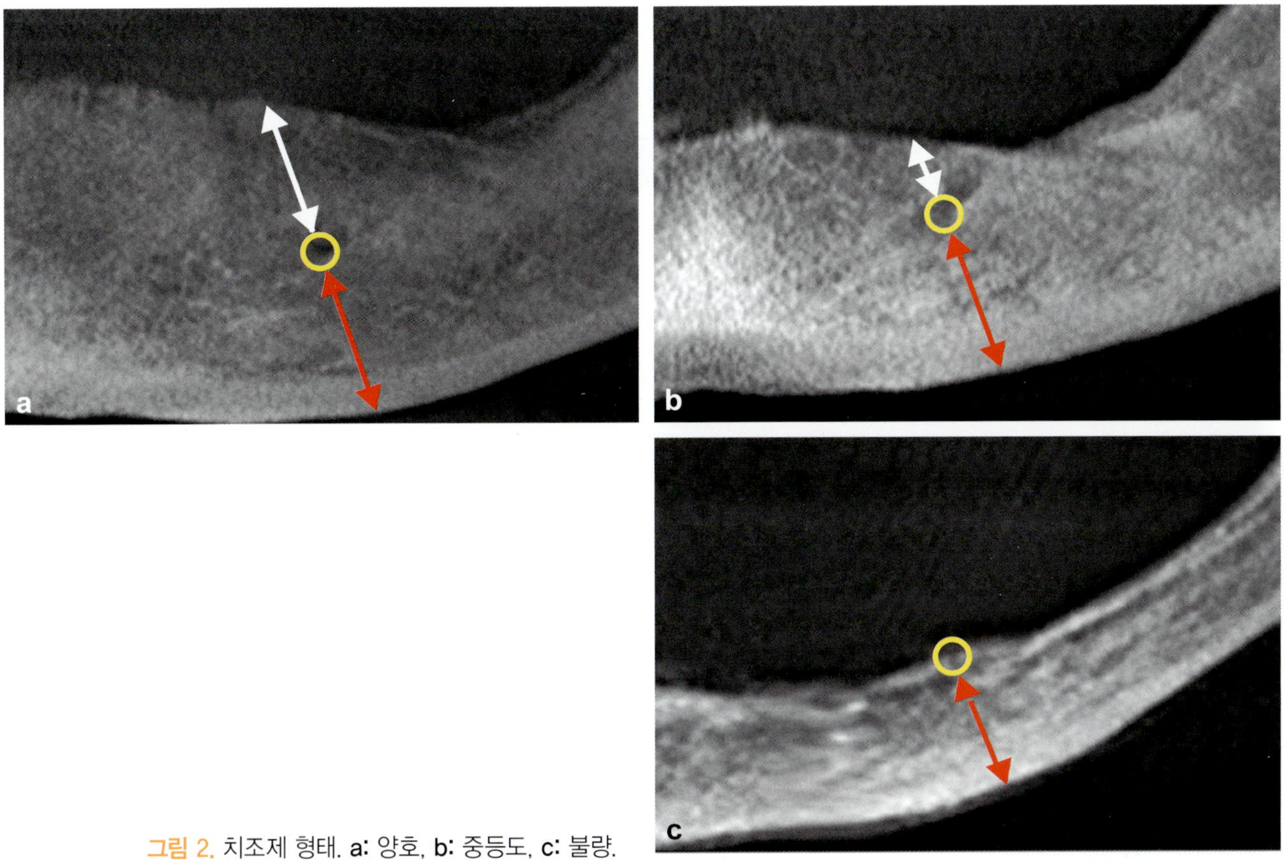

그림 2. 치조제 형태. a: 양호, b: 중등도, c: 불량.

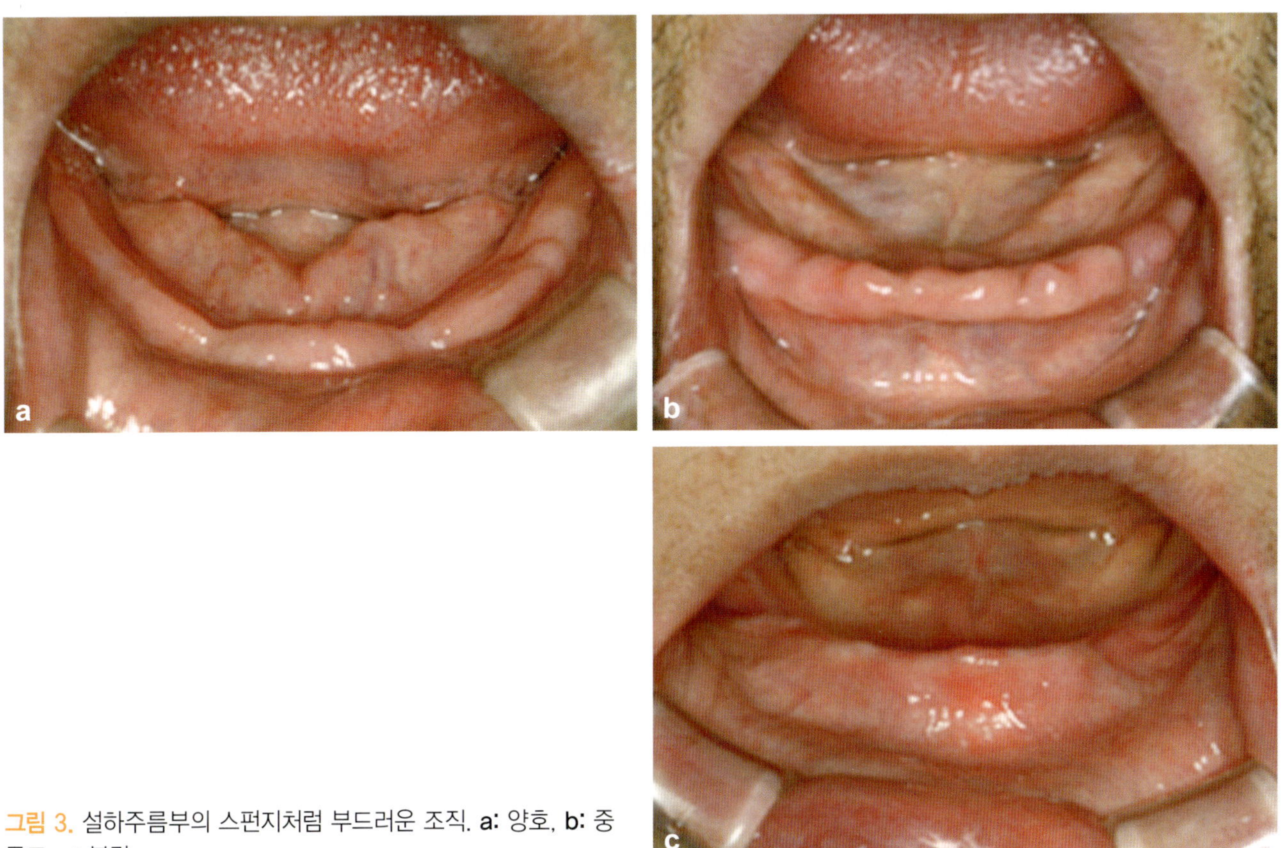

그림 3. 설하주름부의 스펀지처럼 부드러운 조직. a: 양호, b: 중등도, c: 불량.

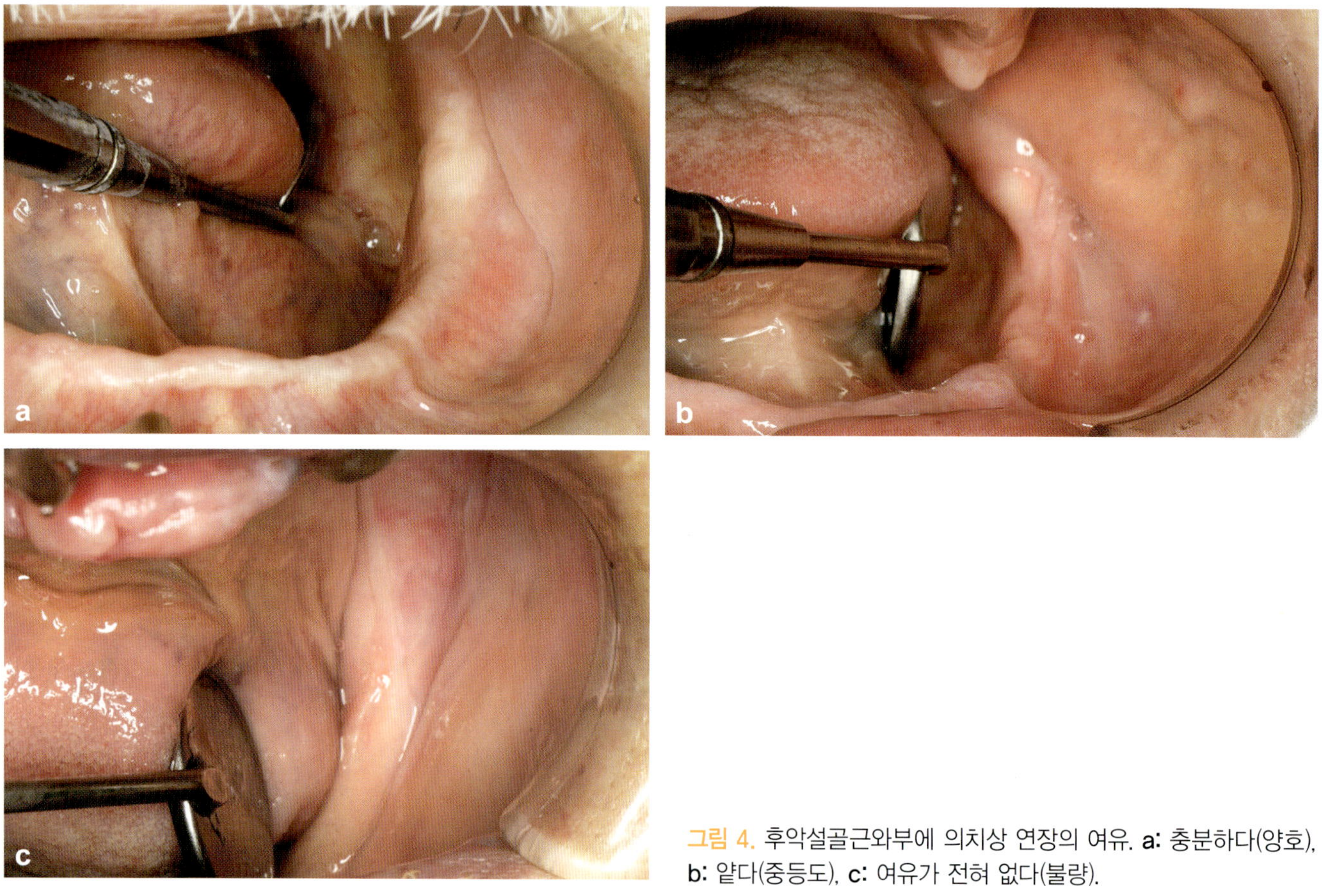

그림 4. 후악설골근와부에 의치상 연장의 여유. a: 충분하다(양호), b: 얕다(중등도), c: 여유가 전혀 없다(불량).

치경을 후악설골근와부(설측 후방부)에 삽입해, 악설골근선을 지나 2mm 이상 의치 상연을 연장할 수 있는 증례는 양호하다고 진단한다. 얕은 경우는 중등도, 여유가 전혀 없는 증례는 불량이라고 진단한다.

4. 배 모양의 retromolar pad(그림 5)

Retromolar pad부는 개·폐구 시 형태가 크게 변하므로 봉쇄가 가장 어려운 장소이다. 4개 항목으로 분류해 좌·우 따로따로 진단한다.

① 전방 1/2에 단단한 섬유성 조직이 있는가, 없는가?

② 형태가 큰가, 작은가?

③ 전방경사각도가 완만한가, 급한가?

④ 개·폐구 시 형태 변화가 큰가, 작은가?

모두 양호하다면 양호, 1개라도 문제가 있으면 중등도, 문제가 2개 이상이면 불량으로 진단한다.

5. 개구 시 혀의 후퇴(그림 6)

개구 시 혀를 무의식적으로 후방으로 강하게 당기는 증례는 의치상 설측변연에서 공기가 유입

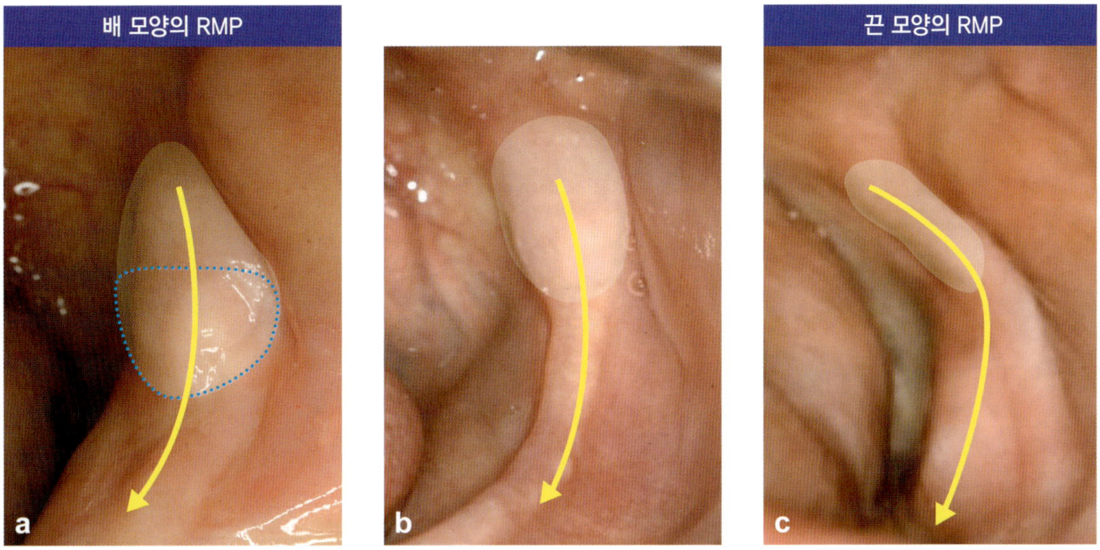

그림 5. 배 모양의 retromolar pad. **a**: 양호, **b**: 중등도, **c**: 불량.

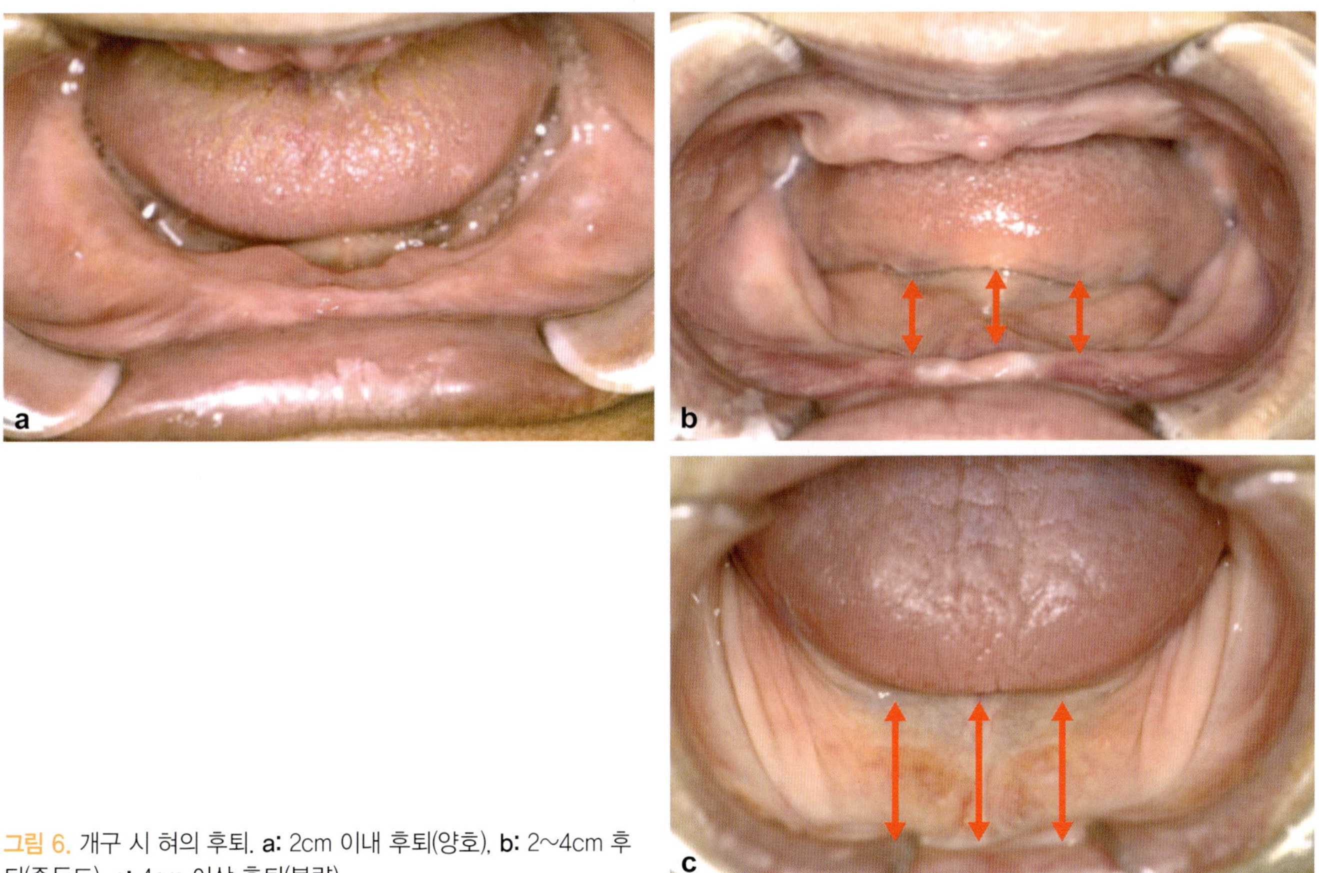

그림 6. 개구 시 혀의 후퇴. **a**: 2cm 이내 후퇴(양호), **b**: 2~4cm 후퇴(중등도), **c**: 4cm 이상 후퇴(불량).

되어 봉쇄가 파괴된다.

하악안정위의 긴장을 푼 상태 또는 가볍게 개구한 상태에서 전치부 치조제에 대한 설첨의 위치를 확인한다. 2cm 이내는 양호, 2~4cm는 중등도, 4cm 이상은 불량으로 진단한다.

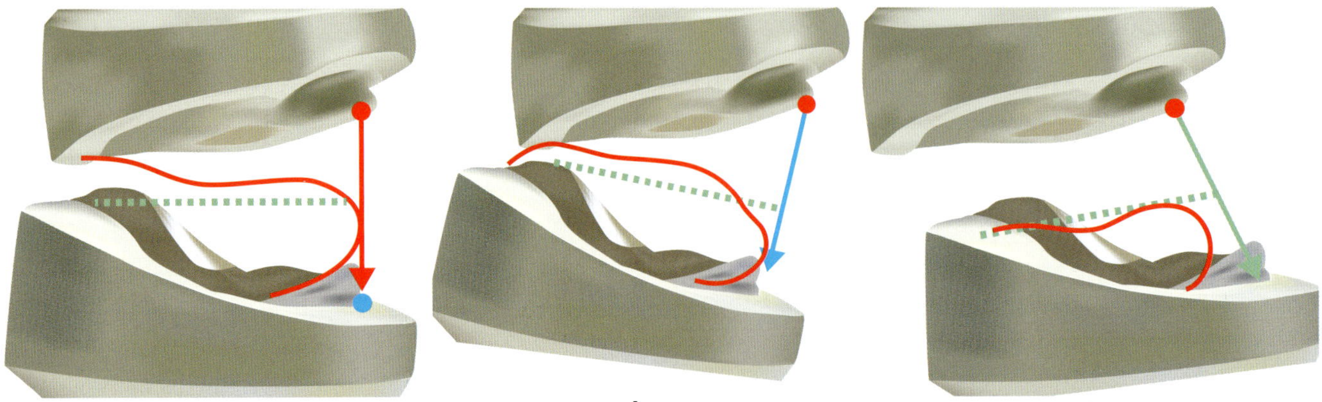

그림 7. 악간관계. a: Class Ⅰ(양호), b: Class Ⅱ(중등도), c: Class Ⅲ(불량).

하악위에 관한 방해요인

6. 악간관계(그림 7)

Ⅱ급 악간관계에서는 상·하악 전치부에 커다란 overbite를 설계하기 쉬운데, 턱운동의 전후적 동요가 증가한다. 결과적으로 의치는 치조제에서 미끄러지고 변연에서 공기가 유입되어 봉쇄가 파괴된다. 또한 Ⅲ급 악간관계에서는 저위설 사례가 많고 설측상연의 봉쇄가 힘들어진다.

7. 하악위(그림 8)

하악위가 불안정한 증례는 의치가 치조제에서 미끄러져 변연에서 공기가 유입되어 봉쇄가 파괴된다. 환자가 처음 내원하면 사용 중인 의치를 장착한 상태에서 환자의 하악을 후방으로 유도한다. 환자가 교합하는 위치에서 하악위가 2mm 이상 틀어지면 유도위와 습관성 교합위가 일치하지 않고, 유도위에서 tapping시켰을 때 위치가 불규칙하게 이동하면 불안정하다고 진단한다.

8. 턱관절 기능(그림 9)

클릭음이 발생해 하악위가 급하게 편위하면 점막과 의치상의 접촉이 파괴된다. 귓구멍에서 약 13mm 떨어진 곳에 손가락을 대고 개·폐구시킨다. 하악두가 좌·우 동시에 원활하게 운동하는 경우는 정상, 어느 한쪽 하악두가 먼저 혹은 늦게 바깥쪽으로 나가듯이 편위하는 경우는 기능이상으로 진단하고, 거기에 관절원판이 편위하는 클릭음이나 통증이 있는 경우는 중증 기능장애로 진단한다.

특히 하악위에 관한 흡착 방해요인이 강한 증례는 flat table을 사용한 치료용 의치가 필요하다. 또한 턱관절에 클릭음처럼 심각한 기능장애가 있을 때는 흡착 의치 대신 임플란트 오버덴처를 권장하기도 한다.

앞에 소개한 순서대로 진단하면 처음 내원해 상담할 때 환자에게 치료의 방향성을 제시할 수

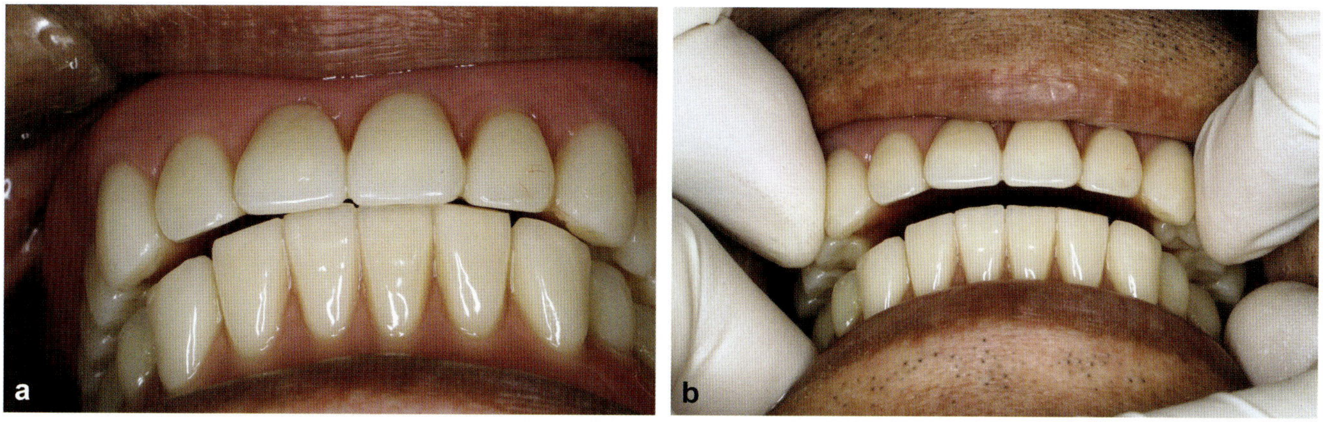

그림 8. a, 불안정한 하악위. 하악유도 전. b, 술자가 하악을 후방으로 유도한 상태.

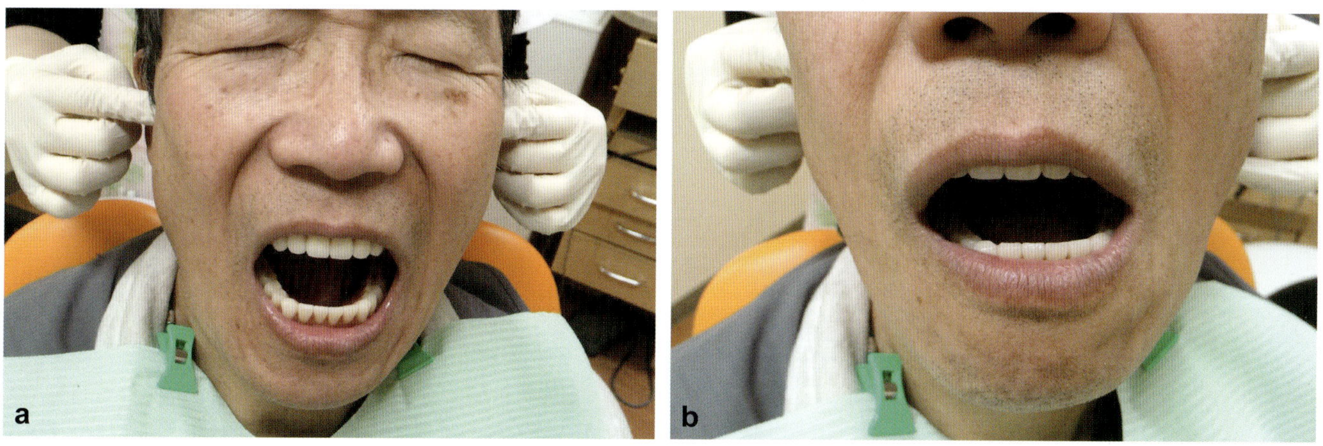

그림 9. a, 강한 턱관절 기능장애. 하악두를 촉진한다. b, 좌측 클릭으로 개구가 안 된다(좌측 편위).

있다. 치료를 시작하고 나서 환자에게 '치료용 의치가 필요하다' '임플란트를 식립하죠'라고 설명해도 "이미 때는 늦었다". 환자는 '처음 설명과 다르다'며 화를 내고 여러분의 치과의원을 찾지 않을 것이다.

◉

근거가 없는 설명은 환자의 신뢰를 잃을 뿐만 아니라 치과의원의 신용을 떨어뜨린다. 이번에 소개한 진단용 검사지를 사용해 흡착이 가능한 증례와 그렇지 않은 증례를 판단하고 환자 설명에 활용해 임상에서 확실한 결과를 얻기 바란다.

【참고문헌】

1）阿部二郎：誰にでもできる下顎総義歯の吸着．ヒョーロン・パブリッシャーズ，東京，2004.
2）阿部二郎：月刊阿部二郎 下顎総義歯, 吸着までの道のり．デンタルダイヤモンド社, 東京, 2007.
3）阿部二郎，小久保京子，佐藤幸司：4 Step で完成　下顎吸着義歯と BPS パーフェクトマニュアル．クインテッセンス出版，東京，2014.
4）佐藤勝史：What is Suction Denture?．デンタルダイヤモンド社，東京，2014.
5）伊井博樹：下顎総義歯の吸着の阻害因子に関する後ろ向き研究．顎咬合誌，36（3）：184-191，2016.

2. 하악 흡착 총의치의 상연 형태

① 협측상연

山崎史晃 (Fumiaki Yamazaki)

힘들게 제작한 의치가 '지나치게 커서' 들어가지 않거나 입을 크게 벌리면 들뜨는 경험을 한 적이 있는가?

학생 때 협붕은 중요한 지지영역이니 상연을 '가급적' 크게 확대하라고 배우는데, '가급적'이라고 하면 어느 정도의 크기를 말하는 걸까?

이번에는 환자가 불편을 느끼지 않고 잘 씹을 수 있는 협측상연 형태에 대해 살펴보자.

협붕이란?

치과보철학전문용어집(의치약출판)에서는 협붕을 '하악골의 대구치부 협측에 위치하고 외사선과 치조사면으로 둘러싸인 평평한 부위. 골조직은 치밀하고 교합평면에 대해 평행하므로 수직적 교합력의 방향과 직교하고, 의치상의 지지대 역할을 하는 부위다'라고 소개하고 있다(그림 1). 협붕 바깥쪽 골외사선에는 협근이 부착해 있는데, 협근은 의치와 평행하게 주행하므로 골외사선을 의치상으로 덮고 협붕부의 지지면적을 넓게 확보해 저작능력을 높이는 것이 하악 총의치에 필요하다고 생각해 왔다(그림 2).

특히 하악 의치는 지지면적이 상악의 1/3밖에 안 되기 때문에 좁은 지지조직의 하나인 협붕을 포함하는 협측상연의 형태는 중요하다고 생각한다. 그러나 실제 임상에서는 협측 점막조직의 저항력에 개인차가 있기 때문에 골외사선을 기준으로 제작한 의치는 '커서 들어가지 않는다', '입을 벌리면 의치가 벗겨진다'고 호소하는 환자가 발생하기도 한다(그림 3).

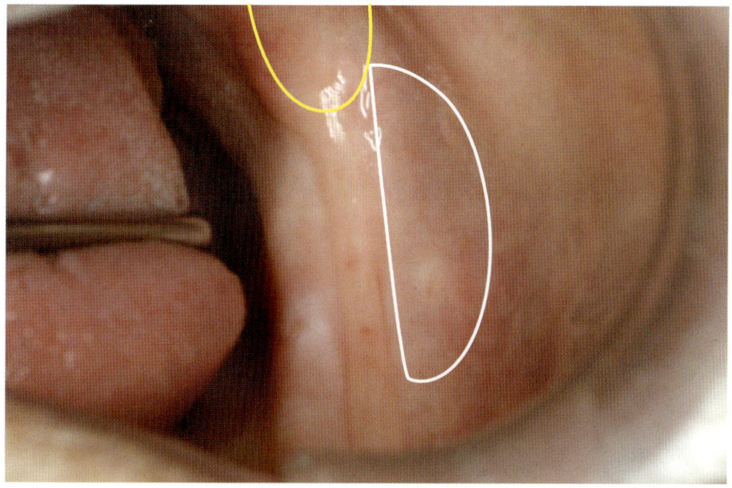

그림 1. 협붕(흰색 선). 근심은 협소대, 원심은 retromolar pad(노란 선), 바깥쪽은 골외사선, 안쪽은 치조사면에 둘러싸인 평평한 부분.

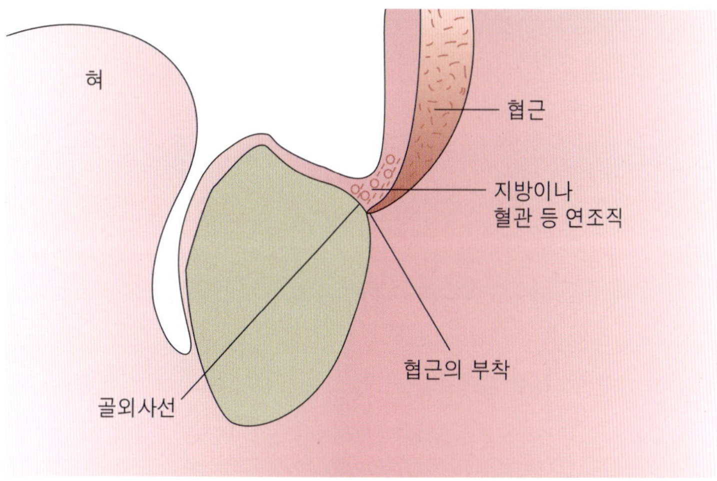

그림 2. 골외사선에 협근이 부착해 있는데, 골흡수가 심한 증례는 더 안쪽에 부착한다. 협근의 부착과 점막 사이에 지방이나 혈관이 풍부한 연조직이 존재한다.

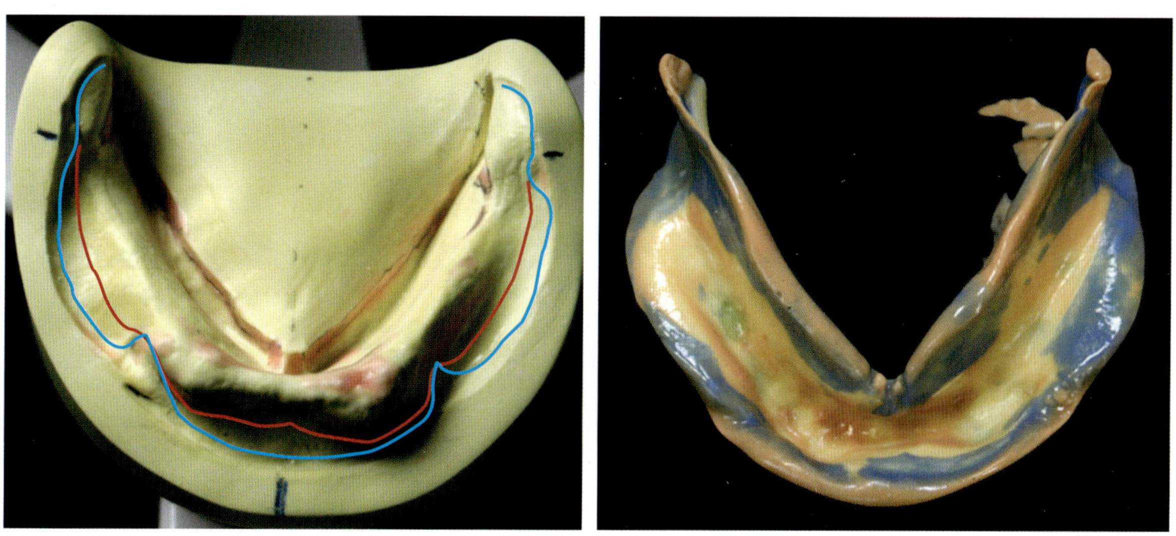

그림 3. 외형이 지나치게 큰 개인트레이로 채득한 폐구기능인상. 골외사선 부근은 압력이 강해 잘 채득되지 않았다. 흡착은 달성했지만 '지나치게 커 들어가지 않는다'며 환자가 받아들이지 않았다. 빨간 선은 흡착 의치 원칙에 준해 원래 부여해야 할 개인트레이의 외형선.

협측상을 확대하면 지지력이 향상될까?

협붕부를 확대하면 지지능력의 향상을 기대할 수 있을까? 기시(岸)[1]는 상 면적을 일정 이상 확대해도 치조제의 지지능력은 올라가지 않는다고 하였다. 하케다(羽毛田)[2]도 골외사선부는 교합압이 직접 가해지는 인공치로부터 떨어져 있어 협붕부에 강한 압력이 작용하지 않는다고 하였다. 또한 미야오(宮尾)[3]의 해부학적 보고에 따르면 협근이 골외사선보다 평균 4.1mm 안쪽에 부착해 있고 반드시 골외사선에 부착하지는 않는다고 하였다.

협붕의 골조직이 치밀골이라도 조직학적으로 협측 부착 위에는 풍부한 결합조직·지방조직·혈관신경조직이 존재하므로, 이곳의 상 외형이 몇 mm 달라지는 것이 의치의 지지능력에 커다란 영향을 미칠지 의문스럽다.

환자가 요구하는 의치

환자에게 쾌적한 의치는 위화감이 적고, 통증이 없으며, 구강 내 동요가 적은 의치다. 그러기 위해서는 교합이 안정되어야 하고, 의치의 상연이 지나치게 크거나 작지 않아야 하며, 주위조직과 기능적으로 조화를 이루어야 한다.

협측 외형이 지나치게 크면

협근이 골외사선 안쪽에 부착해 있는 환자에게 골외사선을 기준으로 의치를 제작해 장착하면 상연이 주위조직을 압박해 의치를 장시간 착용할 수 없다. 개·폐구 시 하악 협측 전정점막은 상악 전정점막보다 2~3배 더 크게 움직이기 때문에 폐구 시 점막의 움직임에 반발하고 의치를 밀어내는 힘이 작용한다(그림 4).

하악 유리단결손의 가철성 국소의치를 대상으로 상의 외형을 조사했더니 협측상연의 77%가 골외사선보다 작았다(그림 5). 따라서 유지력이 강해 동요하지 않는 의치, 지나치게 큰 의치일수록 환자가 받아들이기 쉽지 않다고 추측할 수 있다. 마찬가지로 하악 흡착 총의치는 기존형 의치보다 유지력이 강하고 동요가 크지 않아 지나치게 큰 의치는 받아들이기가 더 어렵다.

다음은 협측의 상 형태가 하악 흡착 총의치의 봉쇄에 미치는 영향을 살펴보자. 의치의 흡착을 달성하려면 한 점이라도 공기가 새지 않는 봉쇄가 원칙이다(그림 6). 협측에서는 치조제 점막과 협점막이 의치상에 접촉하고 2개의 가동점막에 의한 안팎으로 이중봉쇄를 달성할 수 있어 이 곳에서 공기가 들어오는 일은 거의 없고 봉쇄를 방해하는 직접적인 원인이 될 수 없다(그림 7).

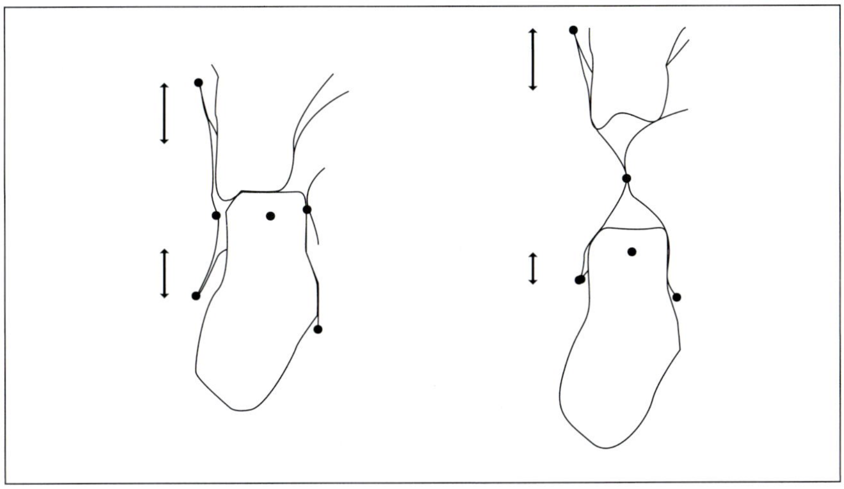

그림 4. 개·폐구 시 하악 치은협이행부는 상악 치은협이행부보다 움직임이 2~3배 더 크다. 따라서 이 움직임을 고려해 상연 형태를 부여해야 한다(참고문헌[4]에서 인용·수정).

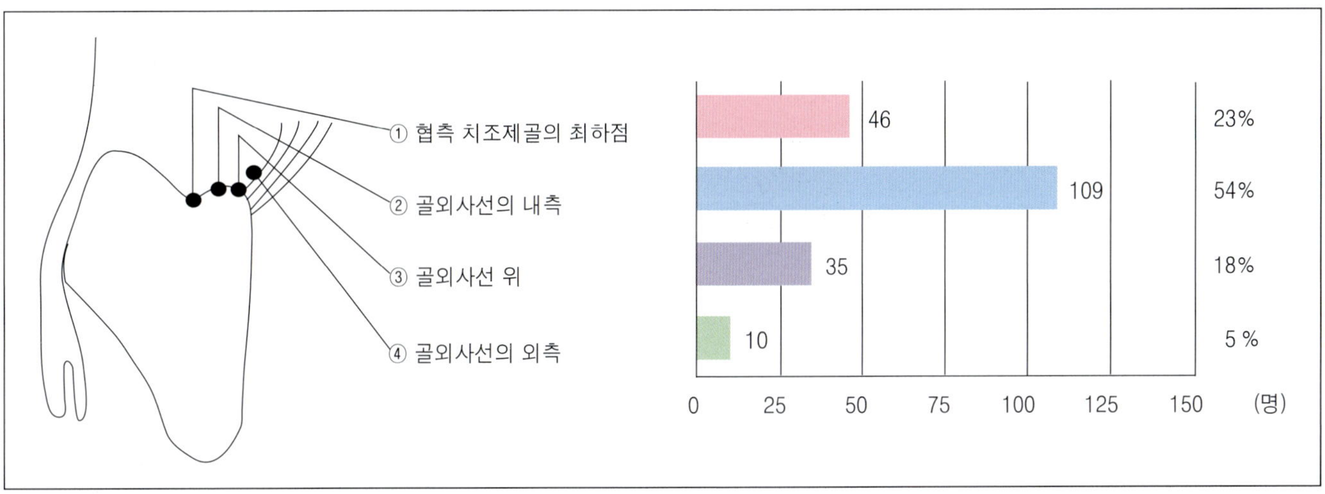

그림 5. 하악 유리단결손의 가철성 국소의치의 상 외형에 관한 실태조사(일본악교합학회지, 33(3), 2013). 가철성 국소의치의 상 외형 77%가 골외사선 안쪽에 있고 골외사선을 넘는 사례는 겨우 5%였다.

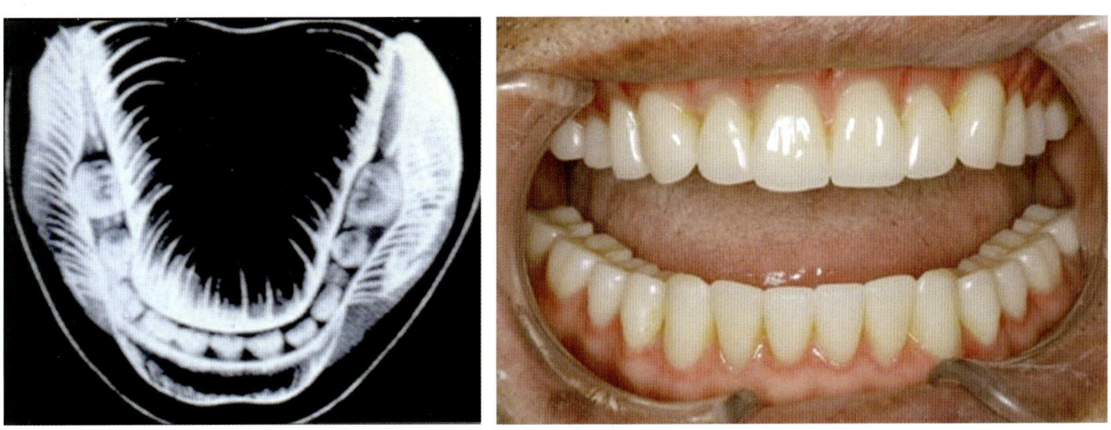

그림 6. 하악 총의치 흡착의 원칙은 의치를 혀나 협점막같은 주위조직으로 에워싸 봉쇄하는 것이다(좌측 그림은 참고문헌[5]에서 인용).

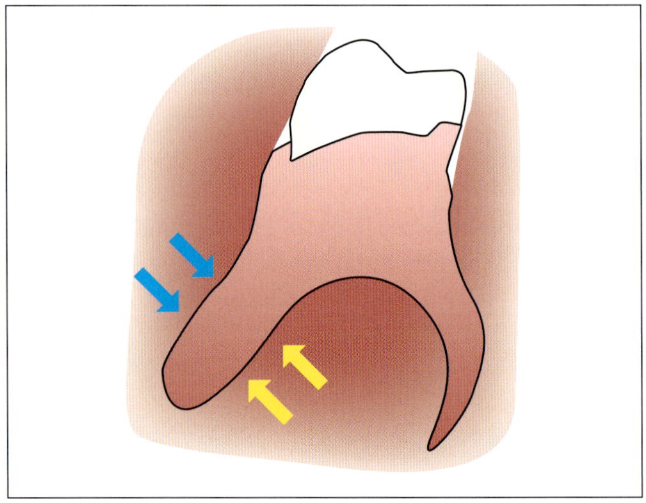

그림 7. 협측에서는 치조제 점막과 협점막이 의치상에 접촉하고 2개의 가동점막으로 안팎으로 이중봉쇄를 달성하므로 이 부분의 봉쇄력이 강하다.

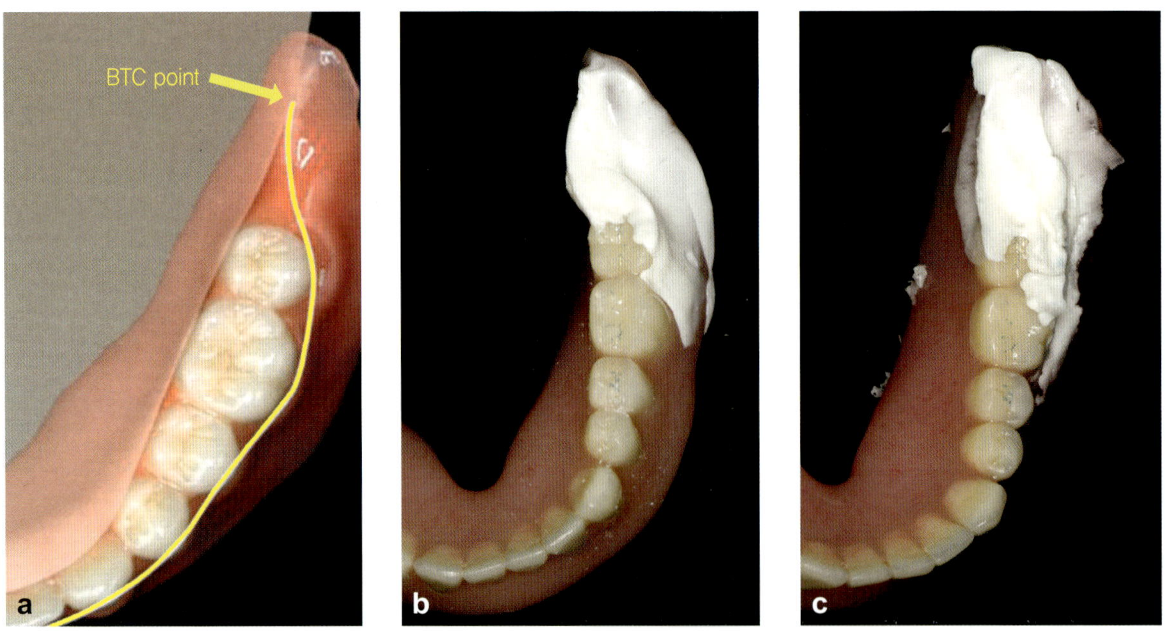

그림 8. 협점막과 혀가 retromolar pad 위에서 근접해 의치후연의 봉쇄성을 높인다. 협측 상을 과도하게 연장하면 협점막을 바깥쪽으로 눌러 BTC point를 파괴한다(c).

그러나 의치상을 연장해 협점막을 바깥으로 누르면 retromolar pad 상부에서 협점막과 혀의 접촉(BTC point: p.45~49 참고)에 의한 봉쇄를 파괴해 흡착을 방해한다(그림 8).

즉 환자 만족도가 높은 흡착 총의치를 제작하려면 협점막 기능을 방해하지 않는 상연 형태가 중요하다. 그러기 위해서는 골외사선같은 획일적인 해부학적 지표를 기준으로 술자 주도하에 상연 형태를 채득하는 것보다 환자 주도로 '우-', '이-', '개구', '폐구·연하' 운동해 구한 기능적 상연 형태가 더 적합하다(그림 9).

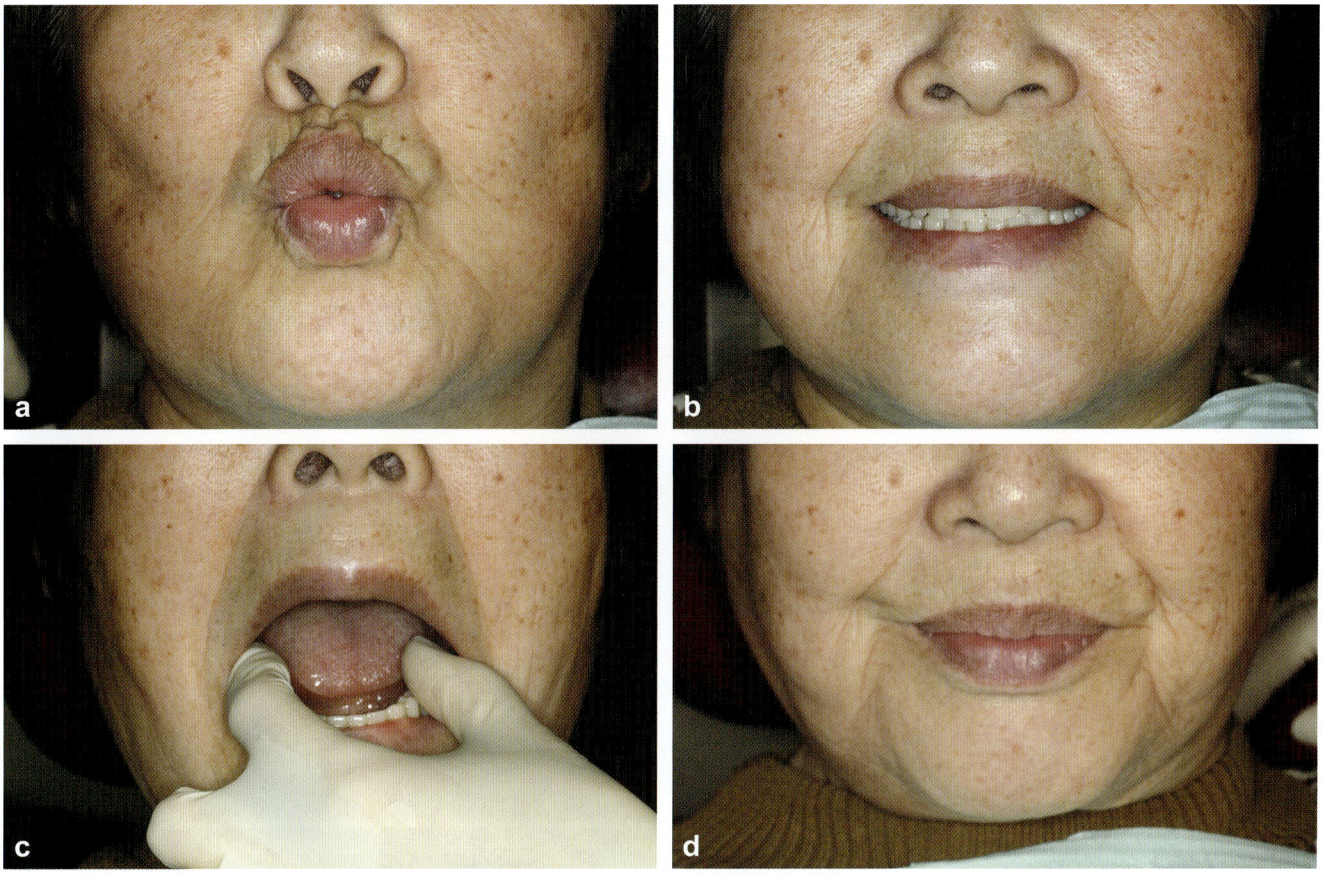

그림 9. 폐구기능인상 시 움직임(a: '우–', b: '이–', c: 개구, d: 폐구·연하).

하악 흡착 총의치의 예비인상

그림 10은 동일 환자의 모형이다. 그림 10a는 내압면적의 확대를 중시해 점막을 눌러 펴서 크게 채득한 인상의 모형이고, 그림 10b는 의치 주위조직의 안정 시 형태를 재현하기 위해 협측 틀이 없는 Frame Cut Back Tray로 채득한 인상의 모형이다. 그림 10b는 인상의 압력이 약하기 때문에 주름이 많고 점막이 접히는 부분을 쉽게 판별할 수 있다.

하악 흡착 총의치를 위한 개인트레이의 외형

점막이 접힌 곳에서 골외사선에 걸친 상의 형태는 골의 흡수량, 근육활동, 근육의 부착, 점막하 조직의 두께 등 환자마다 개인차가 크다. 그래서 점막 접힘보다 내측 움직임이 적은 치조제는 개인트레이로 덮고, 움직임이 큰 바깥쪽은 실리콘 인상재(heavy body)와 환자가 주도하는 운동을 조합해 기능적 변연을 형성한다.

따라서 하악 흡착 총의치의 개인트레이 외형은 점막이 접힌 최하점에 설정하고 트레이 변연에 실리콘 인상재가 부착하기 쉬운 두께를 부여한다(그림 11).

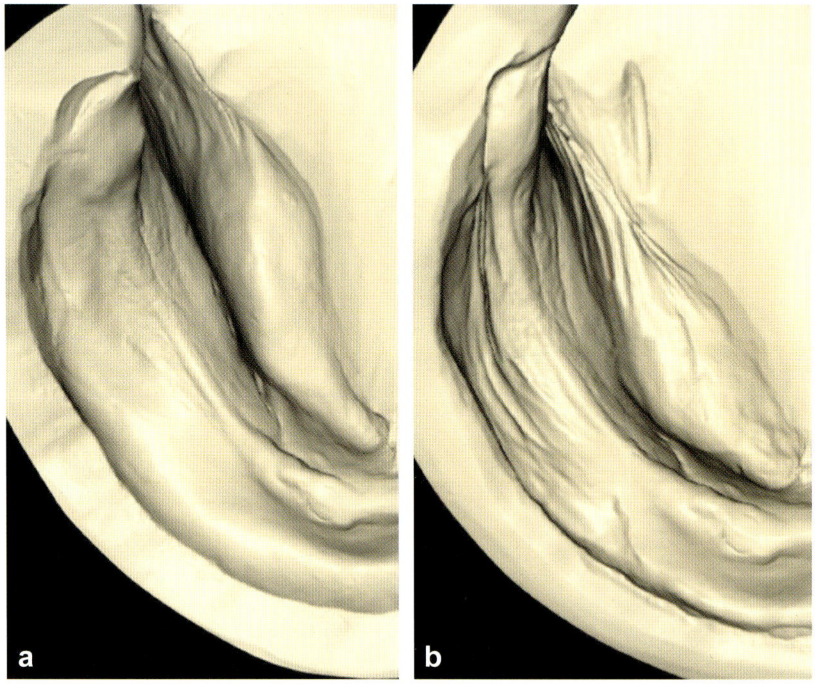

그림 10. 동일 환자에서 다른 원칙으로 채득한 인상의 모형. **a:** 근육의 부착위치를 보기 쉽게 압력을 가해 채득한 인상의 모형. **b:** 주위조직의 정적 안정 상태를 의식해 Frame Cut Back Tray로 채득한 인상의 모형.

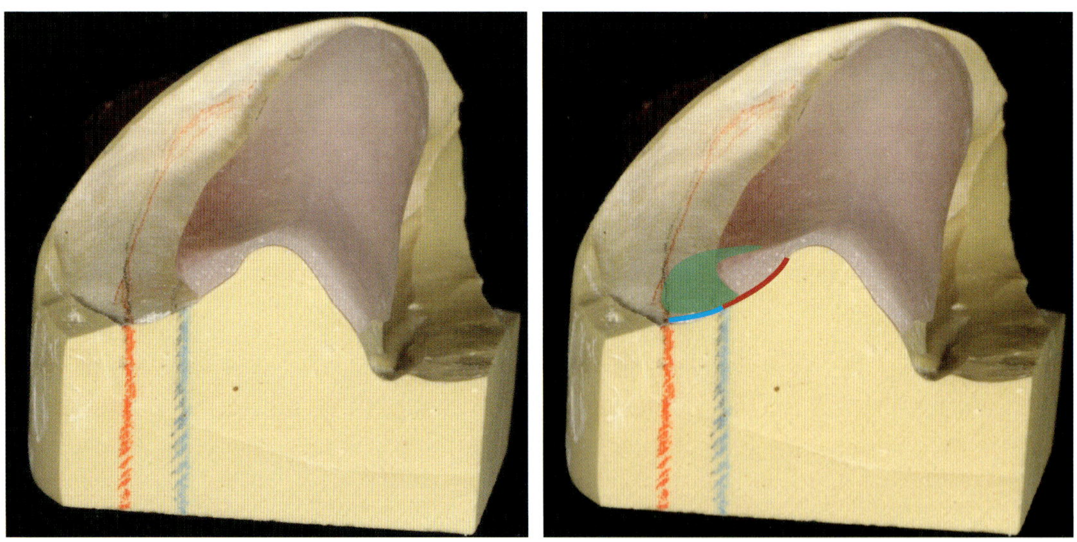

그림 11. 개인트레이의 외형은 점막의 최하점(파란 선). 점막의 최하점에서 골외사선(빨간 선)까지 점막의 기능적 인상을 실리콘 인상재(heavy body)로 채득한다. 따라서 개인트레이의 변연을 마치 곤봉처럼 끝을 살짝 부풀려 두껍게 제작한다.

협붕 전방의 협소대는 가동범위를 고려해 미리 피하고, 인상 전 트레이를 시적할 때 트레이가 방해가 되어 들뜨는지 확인한다.

원심 협측 우각부에 함몰이 생기는 부위(masseter groove)는 교근이 수축하면 협점막이 안쪽으로 눌려 의치를 밀어 올리므로 트레이가 이곳을 과도하게 덮지 않도록 하고, 폐구기능인상 시

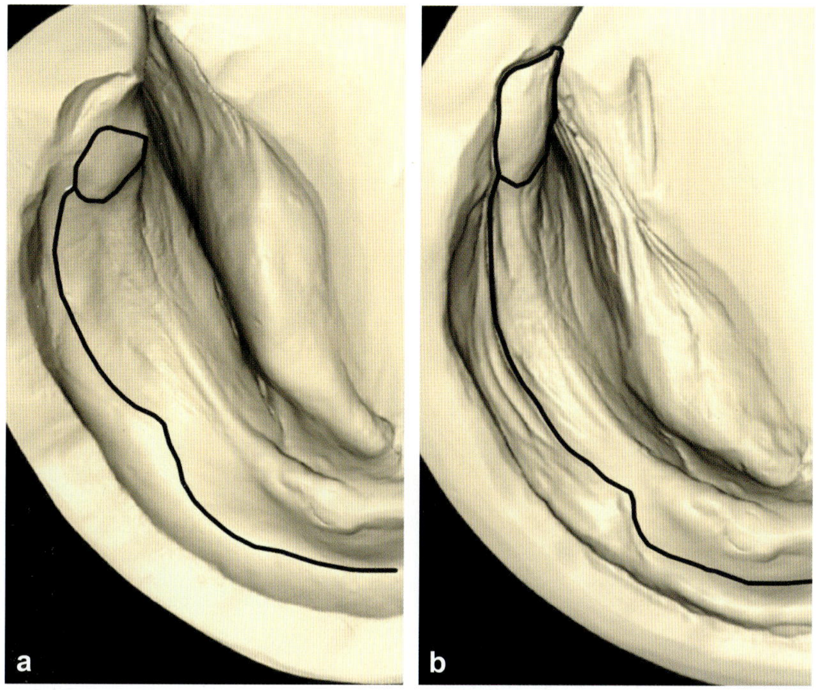

그림 12. 원칙의 차이에 따른 개인트레이 외형선의 차이. 기존형 의치는 골외사선을 기준으로 개인트레이의 외형을 설정하는데 흡착 의치는 협측 전정의 최하점이 개인트레이의 외형이 된다.

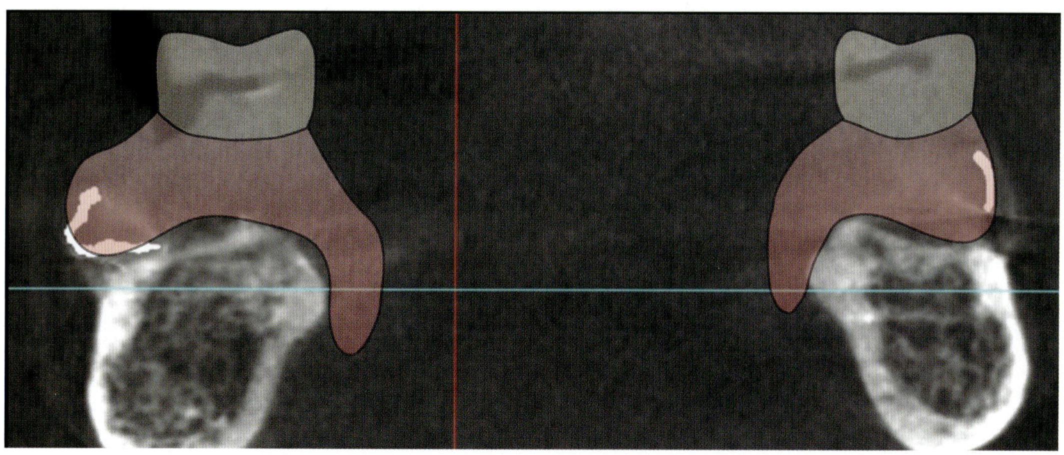

그림 13. 좌·우가 다른 외형. 우측 상연은 골외사선을 넘지만 좌측 상연은 골외사선 안쪽에 존재한다. 같은 환자라도 좌·우 협근의 부착위치와 연조직의 양이 다르다고 추측할 수 있다.

연하운동으로 이곳의 인상 형태가 교근의 기능과 조화를 이루도록 한다. 개인트레이 협측의 외형은 치조제 흡수가 심하든 경미하든 원칙적으로 동일하다(그림 12).

협근부착부 조직이 단단한 환자는 인상재가 고인다. 부드러운 환자는 인상재가 퍼져 외형이 바깥쪽으로 확대된다. 이런 형태는 술자가 결정하지 않고 환자의 자발적인 '개구·폐구 시' 기능운동을 통해 결정함으로써 의치 주위조직과 조화하는 의치상 형태를 부여할 수 있다(그림 13).

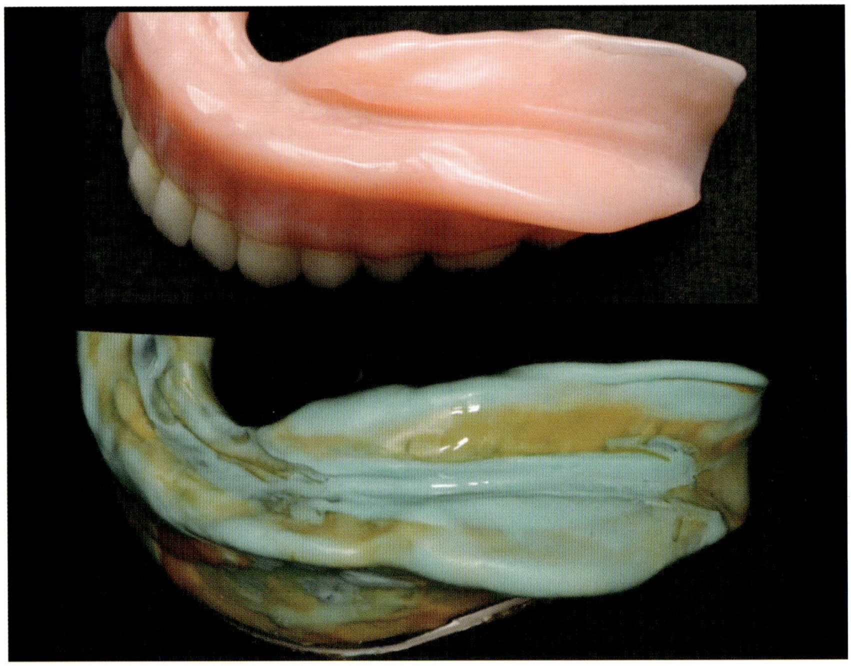

그림 14. 인상의 상연 형태(곤봉 형태)를 최종의치에 재현한다. 변연에서 5mm가 변연봉쇄에 중요하다.

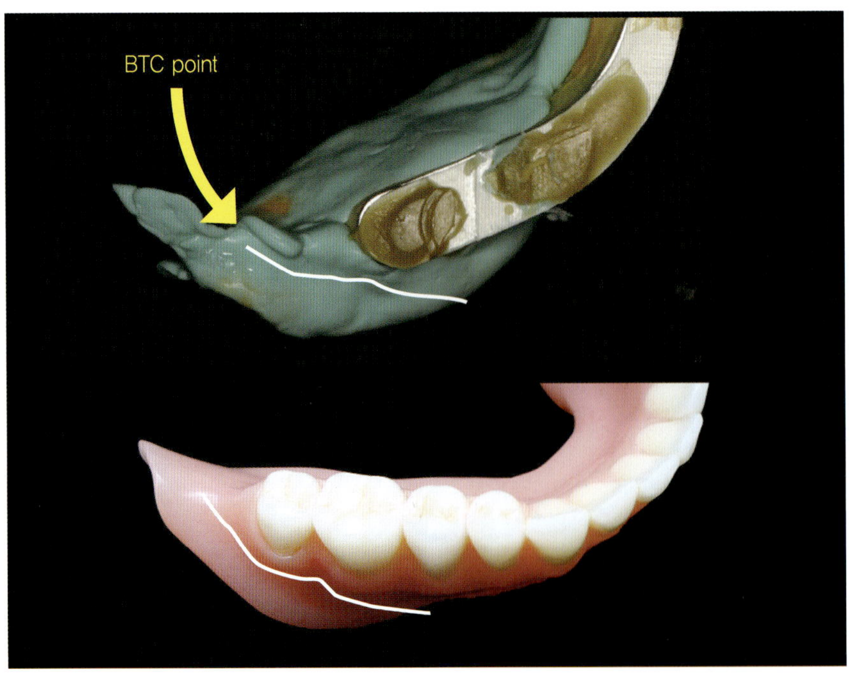

그림 15. 협점막의 움직임이 실리콘 인상재 표면에 드러난다. 의치 연마면이 협점막과 조화를 이루도록 인상 형태를 참고해 치은을 형성한다. BTC point까지 자연스럽게 연결한다.

완성의치의 상연 형태

최종의치의 변연은 끝이 살짝 부푼 곤봉 형태가 되어야 한다(그림 14). 치은 형태는 BTC point 가 retromolar pad 위에 오도록 협점막과 조화하는 함몰 형태를 부여한다(그림 15).

◉

하악 흡착 총의치에서 협측상연의 포인트는 기존 의치와 차이점을 이해하고, 과장되지 않은 외형을 가진 개인트레이를 사용해 환자 주도하에 폐구기능인상을 채득하는 것이다.

【참고문헌】

1）岸 正考：歯槽堤粘膜の被圧変位性に関する加圧面の面積と変位量の関係についての実験的研究．歯科学報，72（6）：17-45，1972.
2）羽毛田 匡：人工歯の咬頭傾斜の相違が義歯安定性に及ぼす影響．口病誌，60（1）：81-97，1993.
3）宮尾尚文：日本人の口筋の解剖学的研究－頬筋の起始と経過について．歯科学報，72（11）：1842-1863，1972.
4）草刈 玄：カントゥア　正しい歯冠修復のために．医歯薬出版，東京，70，1985.
5）Brill N, Tryde G, Cantor R: The dynamic nature of the lower denture space. J Prostate Dent, 15: 401-418, 1965.

2. 하악 흡착 총의치의 상연 형태

② Retromolar Pad

市川正人 (Masato Ichikawa)

하악 흡착 총의치란 어떤 의치일까? 상연 형태의 역할은? 반드시 고려해야 할 retromolar pad부의 특이성이란? 이와 같은 의문을 재확인하고 retromolar pad부의 상연 형태를 생각해 보자.

하악 흡착 총의치란?

의치 탈락에 대한 저항을 유지라고 하는데, 주요 구성요인에 접착과 흡착이 있다.

접착이란 타액을 매개로 의치상과 치조제 점막이 접촉해 얻는 유지를 말하는데, 유지 전체의 근간을 이루고 의치상의 면적과 적합성이 접착의 강도를 결정한다(그림 1, 2).

한편 흡착이란 교합력이 발생하면 의치가 치조제 점막을 눌러 타액이 배출되고, 의치상과 치조제 점막 사이가 음압 상태가 되어 얻어지는 유지를 말하는데, 상 변연부에서 공기유입을 반드시 차단(변연봉쇄)해야 한다(그림 3).

여기에서 중요한 것은 공기가 출입하는 곳이 한 곳이라도 있으면 흡착은 성립되지 않는다는 사실이다. 즉 하악 흡착 총의치란 의치상 둘레에 걸쳐 변연을 봉쇄하는 의치다[1]. 이것은 하악만이 아니라 상악에도 해당되는 흡착의 원리다.

하악 흡착 총의치에서 상연 형태(상 외형선과 상연의 두께)의 역할

변연봉쇄의 메커니즘은 상연의 부위마다 다르다. 그러나 기본원리는 내외측 봉쇄다.

상연 내측면 봉쇄를 내측판 봉쇄, 상연 외측면 봉쇄를 외측판 봉쇄라고 부른다. 내측판 봉쇄는 상연을 부드러운 가동점막 위에 배치해 얻을 수 있는 접촉형 봉쇄다.

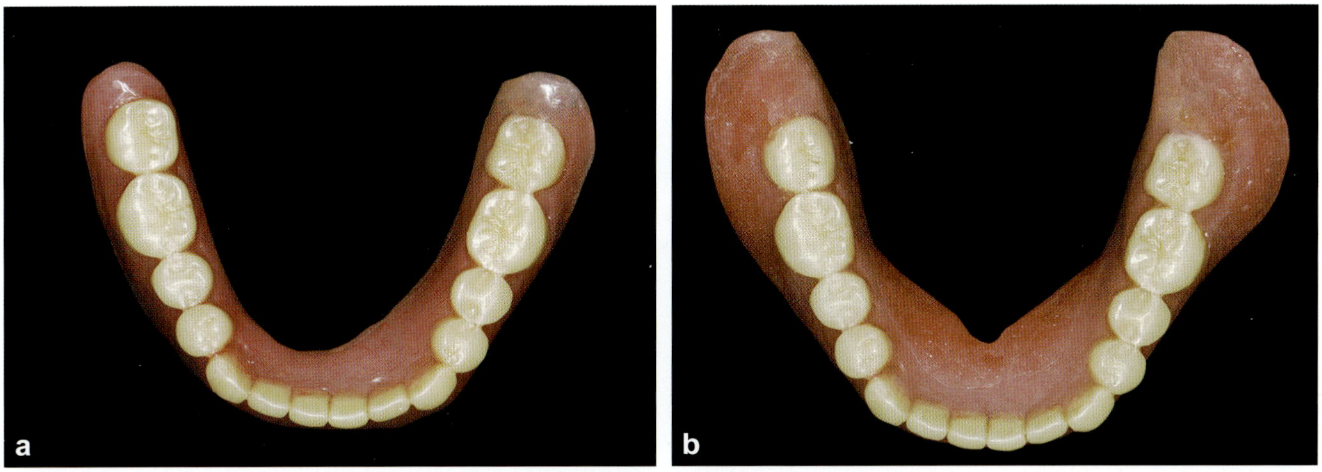

그림 1. 직접법으로 의치상을 개조해 상의 면적을 확대(a→b)한 결과 유지력이 향상되었다.

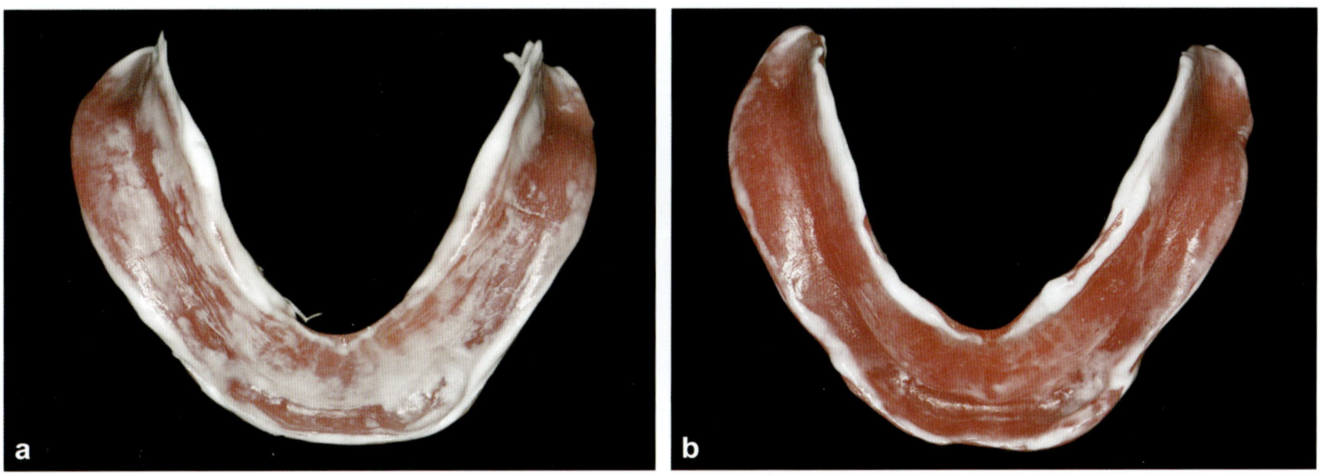

그림 2. 직접법으로 의치를 이장해 적합을 개선(a→b)한 결과 유지력이 향상되었다.

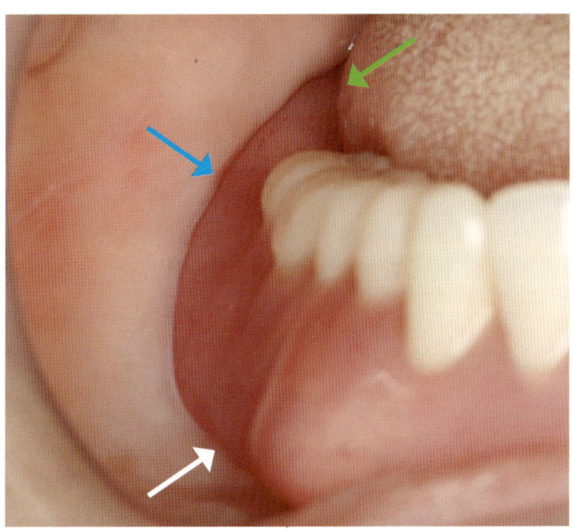

그림 3. 점막으로 안팎에서 상연을 에워싸면 변연봉쇄가 성립한다(파란 화살표, 녹색 화살표). 흰색 화살표 부위는 구각 견인으로 상연이 노출되고 공기가 유입되기 쉽다.

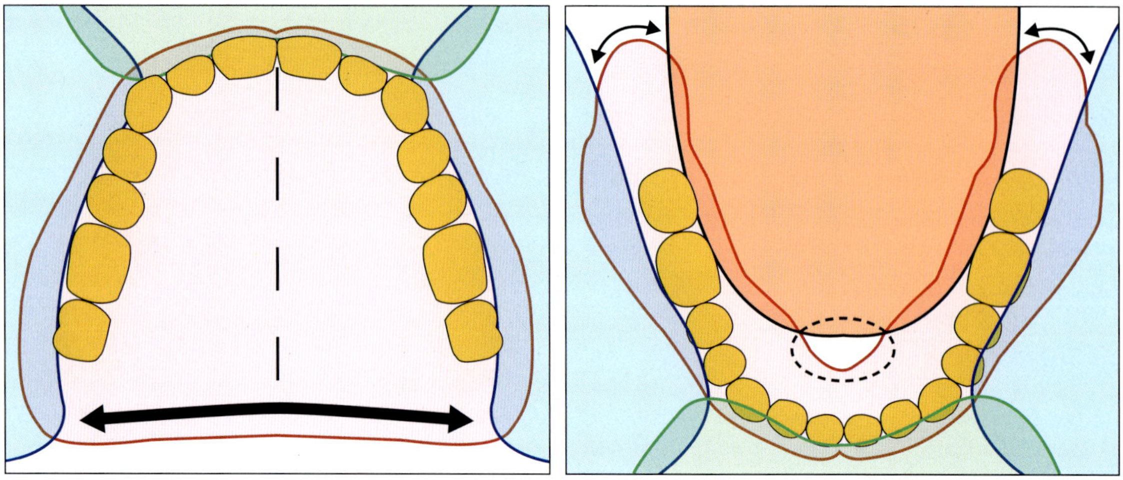

그림 4. 상악 후연부는 안정적인 접착과 포스트댐에 의한 내측판 봉쇄만으로도 변연봉쇄를 얻을 수 있다. 한편 하악 후연이 되는 retromolar pad부(우측 그림 화살표)의 내측판 봉쇄는 상악만큼 강하지 않고 외측판 봉쇄도 불안정하므로 설하주름부(우측 그림 원)와 함께 하악 흡착 총의치의 약점이 된다.

내측판 봉쇄의 가장 적합한 예가 포스트댐을 부여한 상악 의치 후연부이다(그림 4). 내측판만으로도 공기의 유입을 충분히 차단할 수 있는 접촉 강도를 갖는다. 그러나 모든 상연부에서 이 강도를 얻을 수는 없다.

그래서 외측판 봉쇄가 필요하다. 이를 통해 내측판 봉쇄를 보완하고 변연봉쇄를 달성할 수 있다.

내외측판 설정을 통해 쉽게 벗겨지지 않는 봉쇄를 획득하려면 기능 시 점막이 반발하지 않는 범위 내에서 상의 외형선을 넓게 설정한다. 그리고 보다 효과적인 봉쇄를 달성할 수 있도록 상연의 두께를 조정할 필요가 있다.

Retromolar Pad부의 특이성

1. Retromolar pad의 구조

Retromolar pad를 '구후융기'라고 번역하듯이 하악 치조제 후단에 보이는 점막의 융기를 의미하는데, 결합섬유로 이루어진 단단한 전방융기부와 소성 결합조직과 구후선으로 이루어진 부드러운 후방융기부로 구성된다. 전방융기는 최후구치의 상실과 함께 점점 흡수되어 주위와 구분이 안 된다. 한편 후방융기는 무치악이 되어도 구후선의 생리기능이 남아 있어 변화가 적다. 부드러운 후방융기에 상연을 배치하면 내측판에 의한 접촉봉쇄가 성립한다.

2. Retromolar pad의 기능적 변형

Retromolar pad 후방에는 익돌상악절흔(hamular notch)으로 이어지는 익돌하악주름이 있다(그림 5). 폐구 시 설측으로 넘어가 있던 배 모양의 retromolar pad가 개구와 함께 익돌하악주

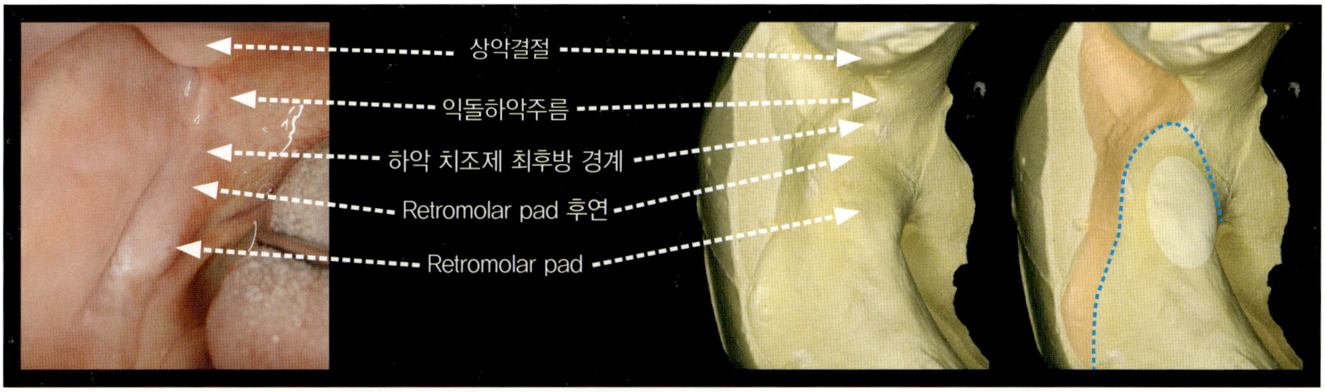

그림 5. 익돌하악주름에 덮여 그 후방에 있는 익돌하악봉선에서 전방을 향해 협근이 기시한다. 협근을 덮는 점막 벽(오렌지 부분)의 최후방부가 하악 치조제 최후방 경계이고, 상후연을 설정(파란 곡선)하는 최후방부가 된다.

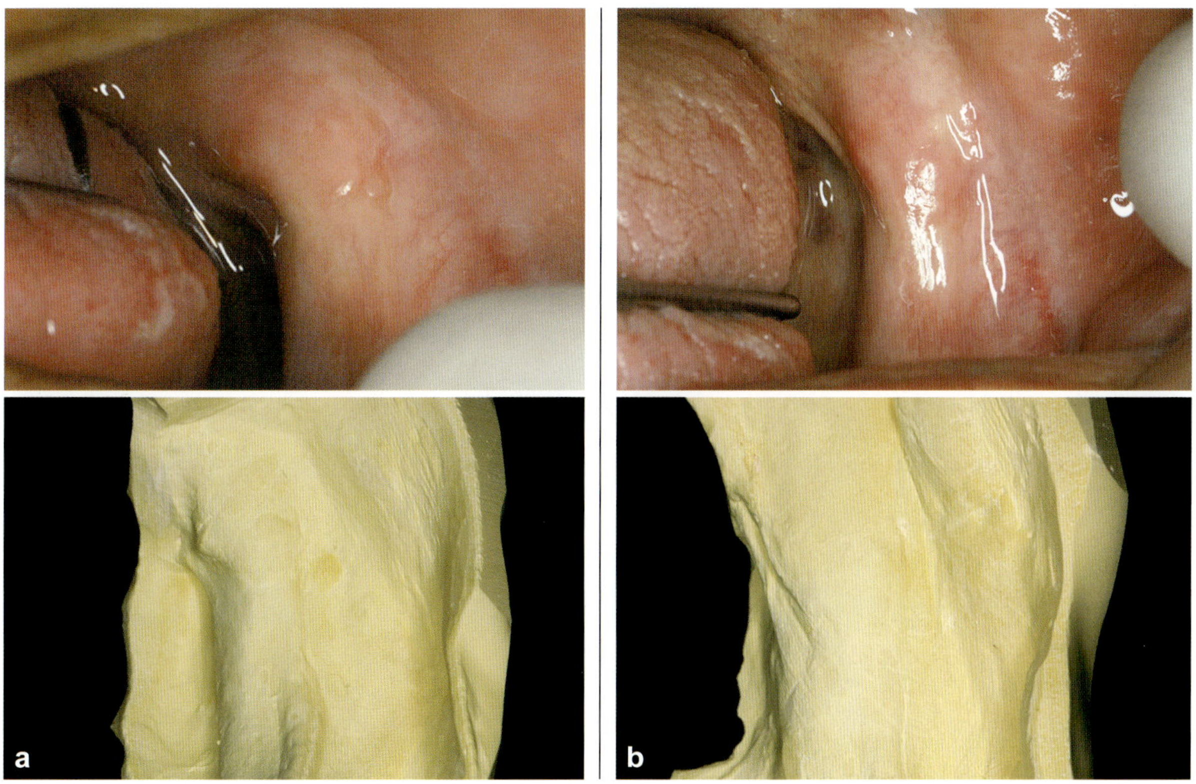

그림 6. 동일 환자의 구강 내와 예비인상에서 얻은 연구용 모형. 폐구와 개구할 때 retromolar pad 형태의 차이점. a: 폐구 상태(소량 개구), b: 개구 상태.

름이 신장해 후상방으로 당겨져 세로로 긴 타원형이 된다(그림 6). 확실한 접촉봉쇄를 달성하려면 폐구 상태의 변형이 없는 retromolar pad 형태에 상이 적합해야 한다.

3. Retromolar pad 위의 점막접촉

Retromolar pad 위에서 협점막과 혀의 측면이 접촉한다(그림 8a). 유치악, 무치악 모두에서 확

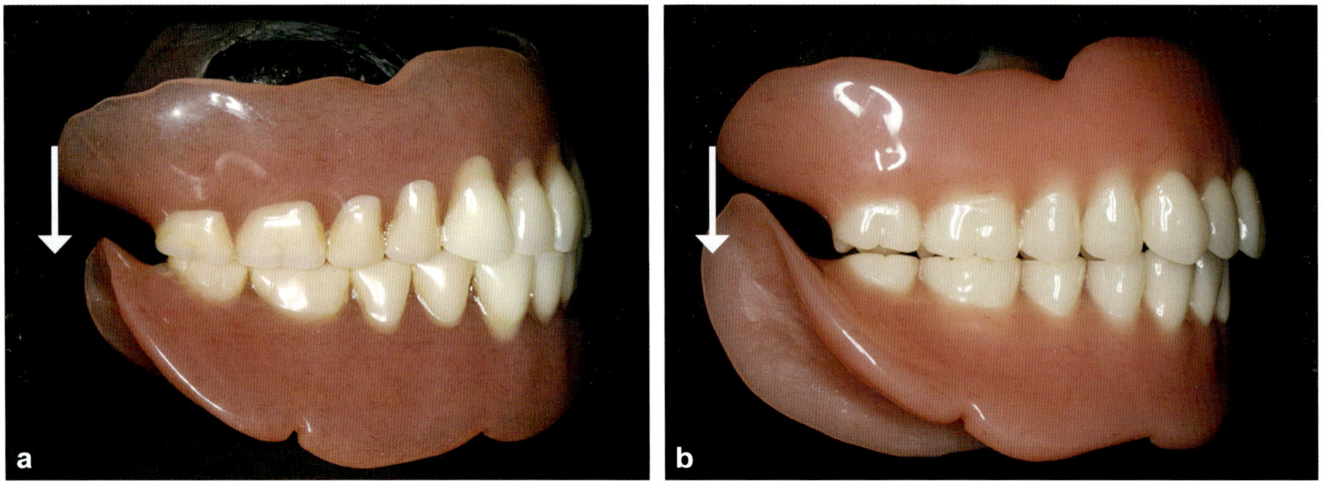

그림 7. 하악 의치상 후연이 retromolar pad 후연까지 충분히 덮는지 측면에서 관찰하면 분명하게 알 수 있다. 흡착이 낮은 예전 의치(a)와 흡착력을 높인 신 의치(b)는 하악 상후연의 설정 위치가 다르다.

인할 수 있고 아베 지로(阿部二郎) 선생은 이 접촉을 BTC(Buccal mucosa and Tongue side wall Contact), 시작점을 BTC point라고 명명하였다. 개구하면 접촉이 떨어지는데 이것을 외측판으로 이용하면 내외측 봉쇄가 완성된다.

Retromolar Pad부 상연 형태의 핵심

Retromolar pad부 상연 형태를 상 외형선과 상연의 두께로 나눠 봉쇄 관점에서 살펴보자.

1. Retromolar pad부 상 외형선

Retromolar pad부에 있는 의치상은 범위가 좁아 상의 본체 부분과 변연 부분을 구분하지 않고 모두 상연으로 본다. 이것을 원심, 협측, 설측으로 구분해 원심상연, 협측상연, 설측상연으로 부르기로 하자.

1) 원심상연 설정 위치

의치상으로 retromolar pad를 어느 정도 덮을지에 대해서는 다음 3가지를 고찰한다.

① 내측판의 기능을 생각하면 넓게 덮을수록 접촉봉쇄도 강해진다.

② 외측판의 기능을 생각하면 BTC point는 일반적으로 retromolar pad 후방의 1/3 위치에 오므로 2/3 피복에서 후방에 상후연을 설정할 필요가 있다.

③ Retromolar pad의 피복량이 의치 유지에 미치는 영향을 측정한 연구[2,3] 결과에 따르면, 상후연을 하악 치조제 최후방 경계에 설정한 경우와 비교했을 때 retromolar pad 후연에서는 약 98%, 2/3 피복에서는 약 91%, 중앙에서는 약 78%, 전연에서는 약 22%로 유지력이

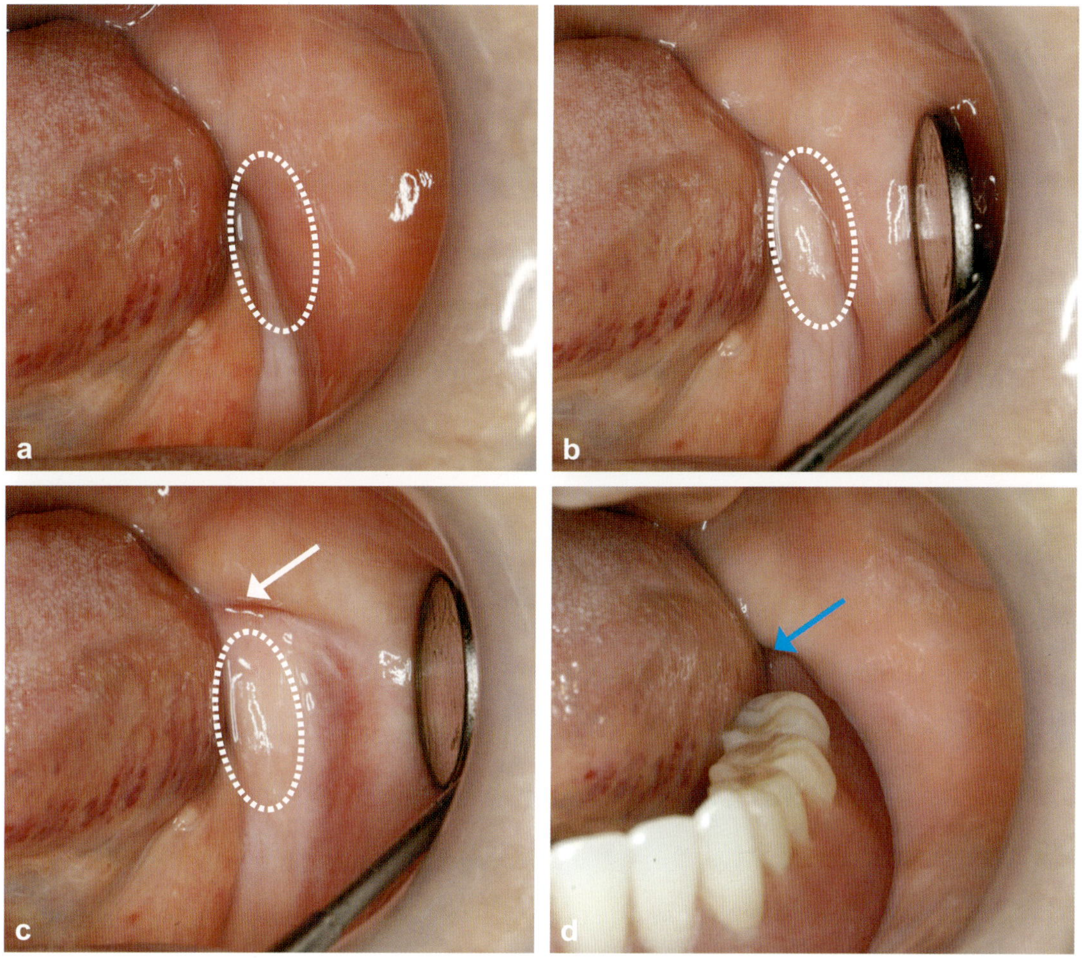

그림 8. Retromolar pad(동그라미) 위에 형성된 BTC(**a**). 협점막을 서서히 바깥쪽으로 젖히면(**b**, **c**) retromolar pad 후방에 하악 치조제가 접히는 것을 볼 수 있다(**c**: 흰색 화살표). 이 속에 상연을 넣으면 BTC에 의지하지 않는 외측판을 얻을 수 있다. 의치상 후연을 BTC로 덮어(**d**: 파란 화살표) 외측판을 보강한다.

감소한다고 하였다.

그렇다면 원심상연의 설정 위치는 retromolar pad 2/3 피복에서 후방까지가 기본이고, 하악 치조제 최후방 경계까지 연장하는 것이 최선이라고 정리할 수 있다. 익돌하악주름으로 이어지는 하악 치조제 최후방 경계와 익돌상악절흔은 거의 동일한 전두면상에 위치하므로 완성 상·하 의치에서 후연의 근원심적 위치는 거의 일치한다(그림 7).

원심상연의 이상적인 위치로 하악 치조제 최후방 경계를 추천하는 또 다른 이유는 BTC에 의한 외측판 봉쇄를 얻지 못하더라도 상연을 하악 치조제 최후방 경계에 매몰하면 내외측 봉쇄가 가능한 증례가 존재하기 때문이다(그림 8). 여기에 BTC를 추가해 외측판 봉쇄를 보강한다.

2) 협측상연 설정 위치

의치상 후연부의 상 외형선을 설정할 때 'retromolar pad를 덮는다'고 표현한다. 즉 retromolar pad 융기의 윤곽을 상 외형선 설정기준으로 보는 것인데, 이 내용을 다시 검토해 보자.

순협측부 변연봉쇄의 메커니즘은 점막이 기능적으로 접히는 부분에 상연을 설정함으로써 달성한다. 소위 내외측 이중봉쇄이다. 이것은 retromolar pad부 협측상연을 설정할 때도 해당된다.

즉 retromolar pad의 윤곽과 협점막이 일어서는 위치 사이에 거리의 존재 유무에 따라 협측상연의 설정 위치가 달라진다. Retromolar pad 윤곽에서 거리를 두지 않고 협점막이 기능적으로 일어서면 협측상연은 retromolar pad의 윤곽을 따를 것이다(그림 9). 이 둘 사이에 거리가 있는 경우 기본을 지켜 협점막이 일어서는 위치에 협측상연을 설정하면 보다 확실한 변연봉쇄를 얻을 수 있다(그림 10).

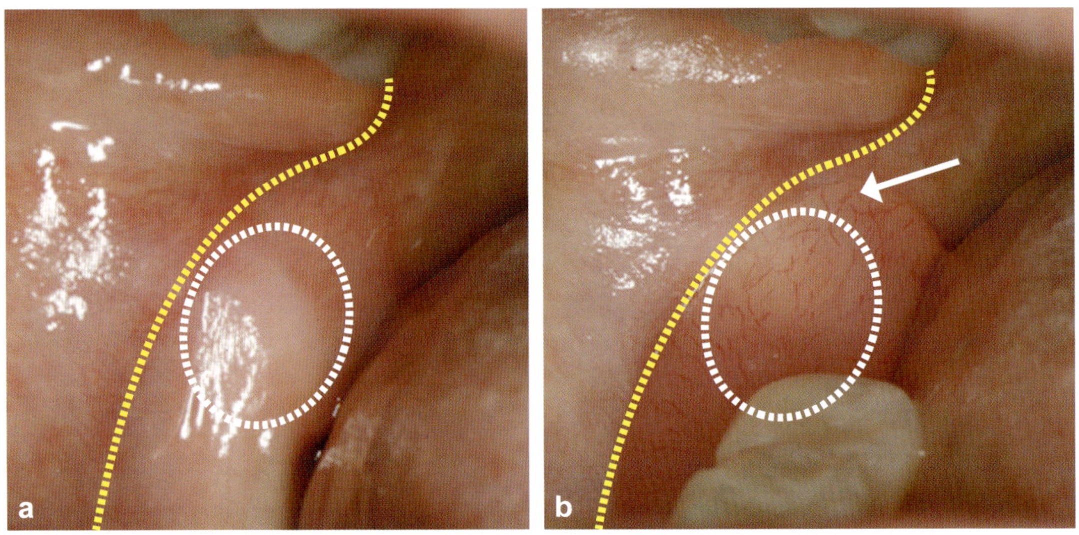

그림 9. Retromolar pad의 윤곽(동그라미) 협측 가장자리와 협점막이 일어서는 위치(노란 곡선)가 근접해 있어 윤곽이 상 외형선이 된다. 의치상 후연(화살표)은 retromolar pad 후연을 충분히 지나 설정되었다.

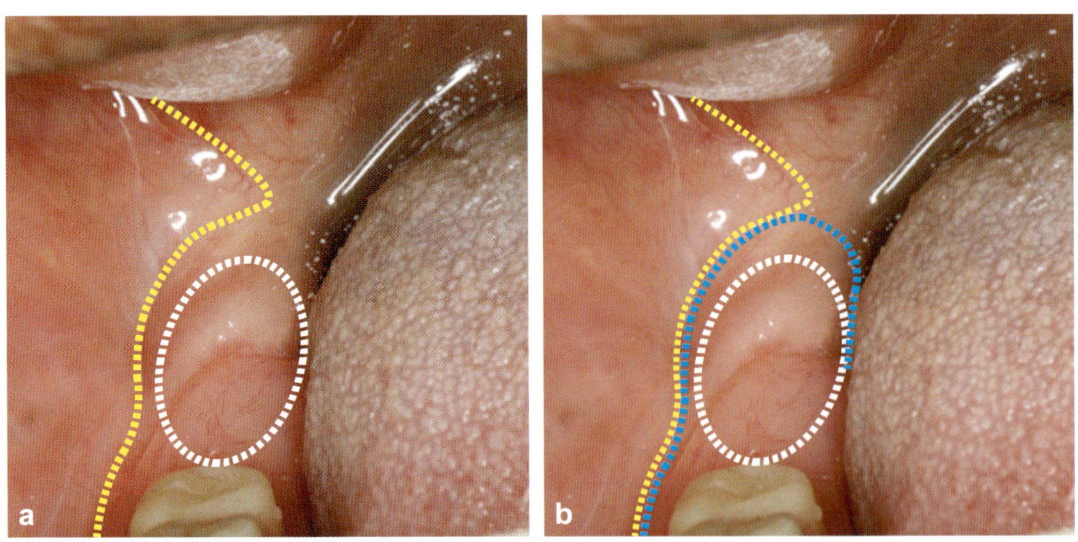

그림 10. Retromolar pad(동그라미) 협측 가장자리와 협점막이 일어서는 위치(노란 곡선)가 떨어져 있다. 의치상 후연은 retromolar pad 중앙에 멈췄다. 근원심은 물론 협설적으로 상연을 충분히 덮지 않았다. 이상적인 상 외형선을 파란 곡선으로 표시하였다.

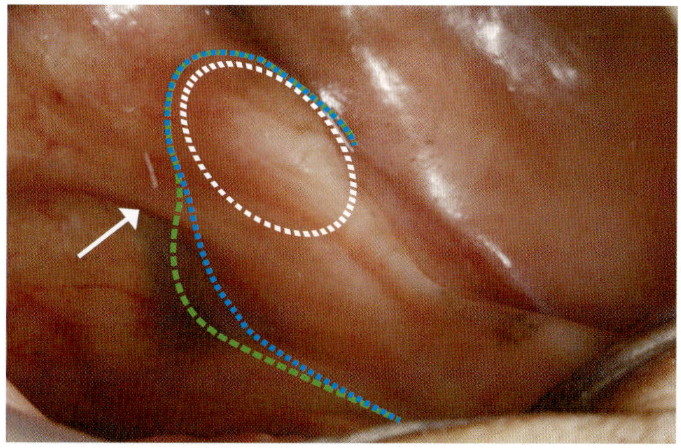

그림 11. Retromolar pad 후연의 후방에 원심상연을 설정한 경우 retromolar pad 윤곽 설측 가장자리와 나란히 주행하면서 설측 주름(화살표)을 피해 후악설골근와부에 들어가지 않고 전하방으로 주행하는 상 외형선(파란 곡선)과 후악설골근와부로 연장하는 상 외형선(녹색 곡선)을 생각할 수 있다.

3) 설측상연 설정 위치

Retromolar pad부의 설측상연은, 하악 치조제 최후방 경계에서 retromolar pad 후연 사이에 원심상연을 설정한 경우에는 retromolar pad의 설측 윤곽을 감싸듯이 설측 주름을 고려하면서 전하방으로 주행하게 한다. 그 후에는 상연을 후악설골근와부로 연장할 수 있는지의 여부에 따라, 그리고 연장할 수 있으면 연장 정도에 따라 다르게 설정된다(그림 11).

2. Retromolar pad부의 상연 두께

Retromolar pad부는 치아 상실 후에도 변화가 없다. 따라서 보완해야 할 결손공간이 없는 곳이다.

또한 제한된 상·하의치 후연부에 안전하고 효과적인 BTC가 성립하려면 3mm 이상의 공간이 필요하다고 한다(그림 12).

동시에 상이 설측으로 과도하게 튀어나오면 혀가 치조정 방향으로 접근하는 것을 방해한다.

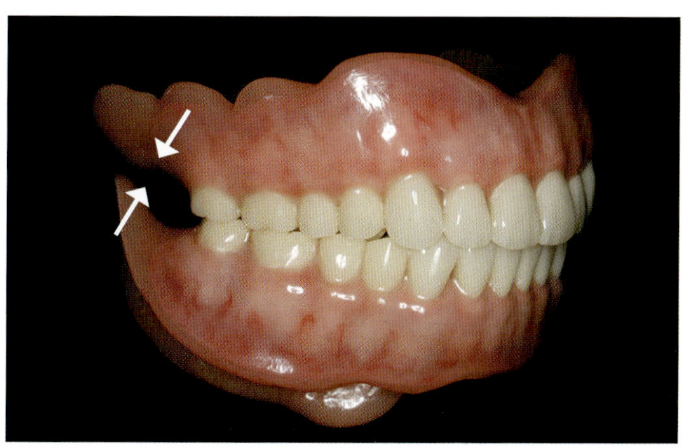

그림 12. 자연스러운 BTC가 성립하려면 상·하의치 후연부에 3mm 이상 공간이 필요하다.

따라서 retromolar pad부의 상(연)은 증례에 관계없이 강도적으로 문제가 되지 않는 범위에서 얇게 처리한다.

Retromolar Pad부 봉쇄를 위한 인상과 핵심

봉쇄라는 개념은 의치를 제작하는 임상의 모든 과정에 해당된다. 그 중에서도 기초가 되는 것은 인상이다. Retromolar pad부를 봉쇄하는 인상과 핵심을 정리하면 다음 3가지와 같다.

① Retromolar pad는 압박하면 쉽게 변형한다. 따라서 확실한 내측판 봉쇄를 달성하려면 세심한 무압인상[미압(微壓)인상, 연압(軟壓)인상]이 필요하다.

② Retromolar pad는 개구에 동반해 변형된다. 확실한 내측판 봉쇄를 달성하려면 있는 그대로의 형태의 재현, 즉 폐구인상이 필요하다.

③ Retromolar pad는 면적이 좁다. 내측판의 접촉봉쇄를 달성하려면 후방까지 인상이 필요하다. 외측판의 형성을 BTC에 구한 경우에는 retromolar pad 2/3 피복에서 후방까지 인상이 필요하고, 상연을 점막 후방벽에 매몰시키려면 하악 치조제 최후방 경계까지 완벽하게 인상해야 한다.

예비인상의 요령

예비인상의 목적은 접착의 획득에 있다. 앞에 기술하듯이 기본은 폐구 상태에서 가동성 점막을 압박하지 않는 무압인상이다[4].

또한 예비인상의 후방 범위에 당연히 retromolar pad가 모두 포함되고 하악 치조제 최후방 경계를 넘어 상악결절의 일부가 채득되어야 한다. '혼수비를 1.2~1.5배 증량해 유동성이 높은 알지네이트를 시린지에 넣어 구강 내 구석구석 한 번에 주입하고, 탄력이 있고 유동성이 다소 낮은 다른 색의 알지네이트를 트레이에 충분히 채워 폐구인상한다'고 정리할 수 있다.

인상체(그림 13)에서 확인할 항목은 다음 3가지다.

① 트레이가 노출되지 않을 것. 그리고 비가동성 치조제 치은부에서는 베이스가 되는 유동성이 낮은 알지네이트가 노출해도 상관없지만, retromolar pad를 포함해 그 주변 가동성 점막부는 반드시 유동성이 높은 알지네이트로 재현해야 한다.

→ 가동성 점막을 누르지 않은 증거

② 후방 인상범위는 retromolar pad부 후방에서 접혀 상악결절까지 포함해야 한다.

→ 상후연을 확실하게 설정하기 위해

③ 인상체 형태 및 '2가지 배색 분포'가 좌·우 대칭으로 표현되어야 한다.

→ 인상조작이 정확했다는 증거

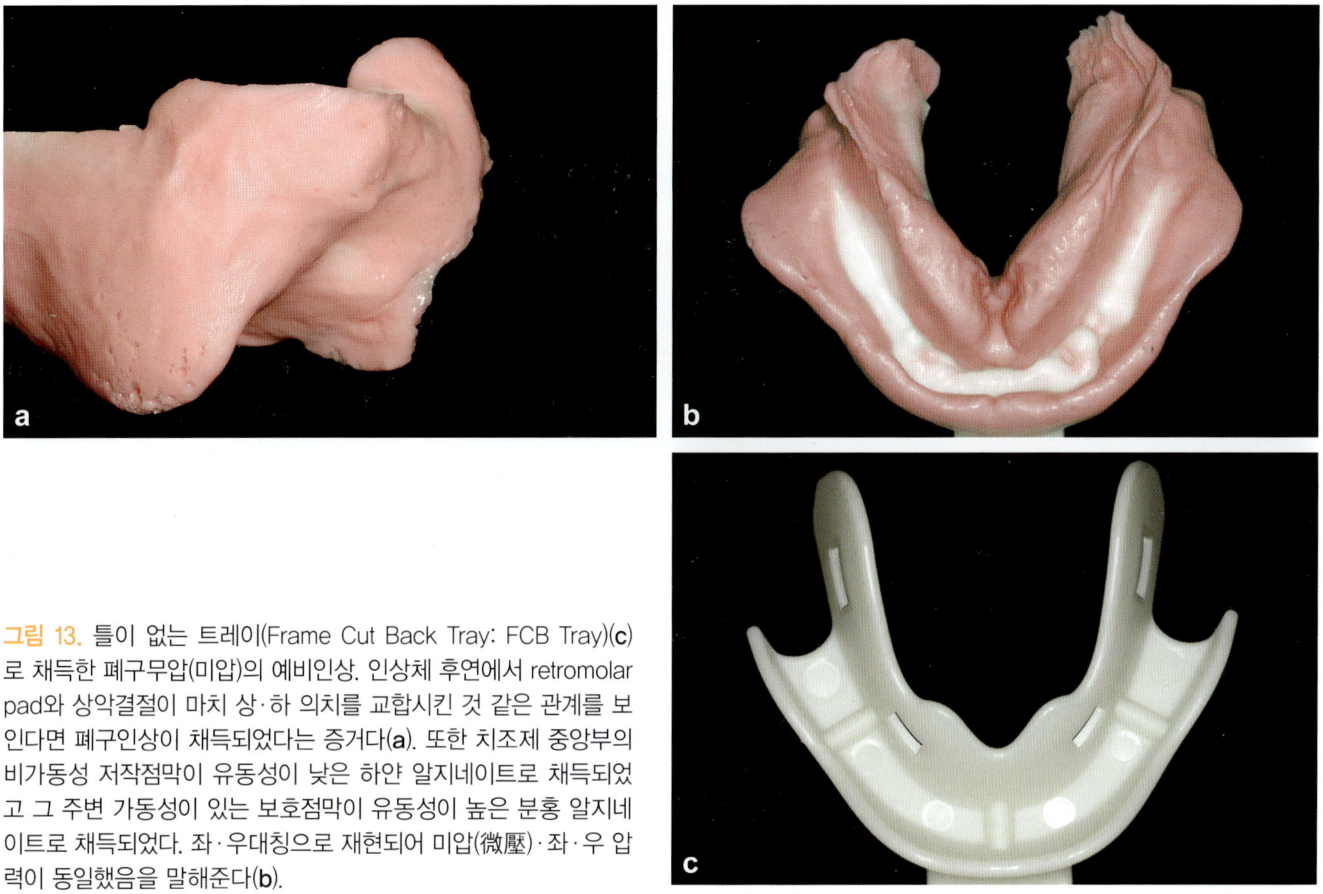

그림 13. 틀이 없는 트레이(Frame Cut Back Tray: FCB Tray)(c)로 채득한 폐구무압(미압)의 예비인상. 인상체 후연에서 retromolar pad와 상악결절이 마치 상·하 의치를 교합시킨 것 같은 관계를 보인다면 폐구인상이 채득되었다는 증거다(a). 또한 치조제 중앙부의 비가동성 저작점막이 유동성이 낮은 하얀 알지네이트로 채득되었고 그 주변 가동성이 있는 보호점막이 유동성이 높은 분홍 알지네이트로 채득되었다. 좌·우대칭으로 재현되어 미압(微壓)·좌·우 압력이 동일했음을 말해준다(b).

정밀기능인상의 요령

정밀한 기능인상의 목적은 접착의 완성과 변연봉쇄의 획득에 있다. 증례에 따라 정확한 위치에 상 외형선을 결정하고 인상을 완성한다. 이 단계도 물론 폐구인상이 필요하다.

부적절한 예비인상으로 개인트레이를 제작한 후 구강 내에서 수정하는 일은 절대 간단하지 않다. 외형선이 정확하고 적합이 좋은 개인트레이로 완성한 정밀한 기능인상이 바로 효율적이고 정확한 인상이다. 따라서 retromolar pad에서 정밀한 기능인상의 채득은 확실한 예비인상에 있다고 해도 과언이 아니다. 또한 교합압을 이용하는 한, 조화로운 교합환경에서 인상을 채득하는 것이 중요하다는 것을 잊지 말아야 한다(그림 14).

◉

Retromolar pad부의 상연 형태는 상 외형선이나 다름없다. 완성한 의치상의 적절한 후연은 거슬러 올라가면 정확한 예비인상에서 출발한다(그림 15). Retromolar pad에서 바라본 인상평가의 핵심을 정리하며 글을 마치겠다. 물론 타협을 불허한다.

필자의 121증례를 대상으로 retromolar pad를 측정한 결과 근원심 직경이 10~15mm 범위에

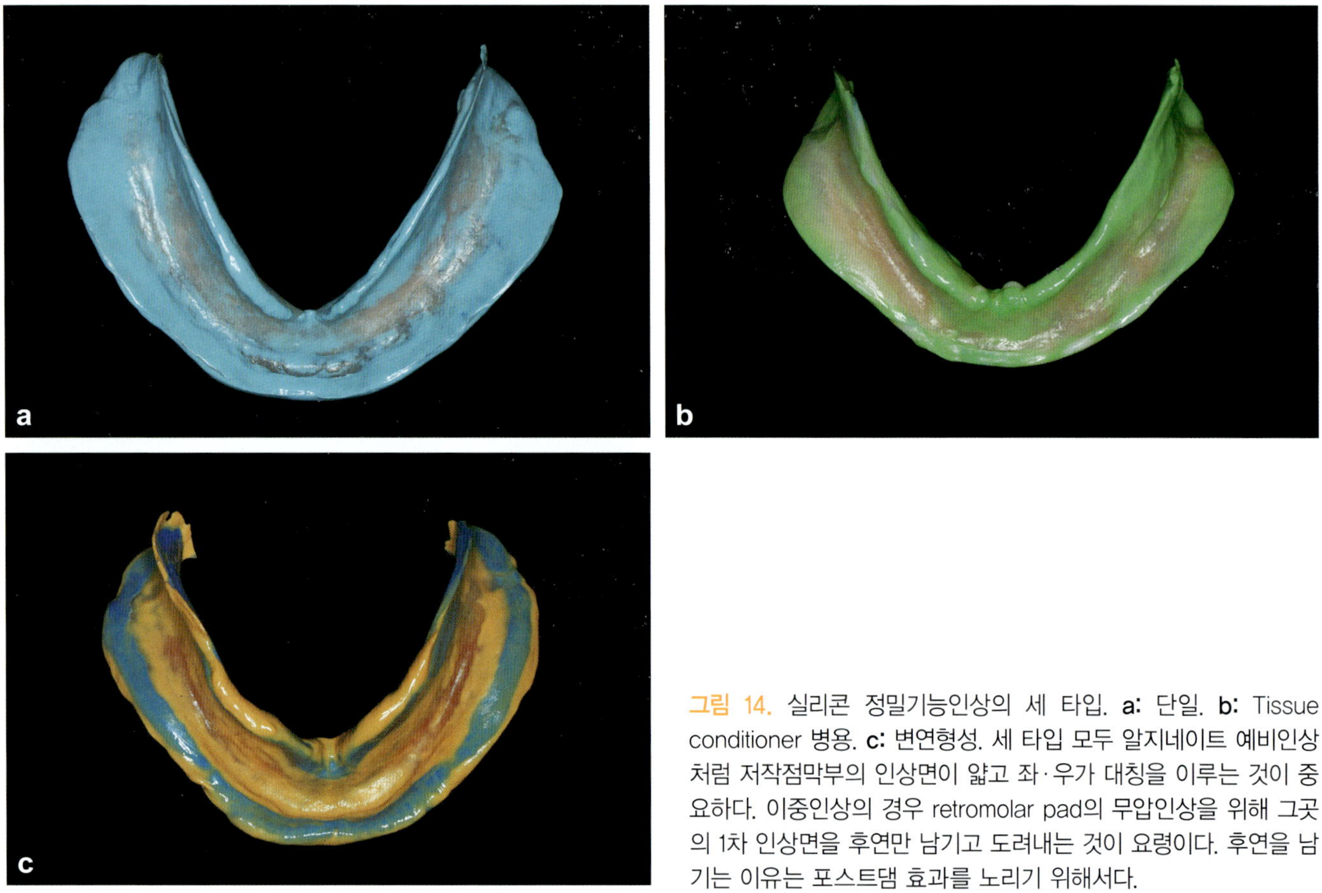

그림 14. 실리콘 정밀기능인상의 세 타입. a: 단일. b: Tissue conditioner 병용. c: 변연형성. 세 타입 모두 알지네이트 예비인상처럼 저작점막부의 인상면이 얇고 좌·우가 대칭을 이루는 것이 중요하다. 이중인상의 경우 retromolar pad의 무압인상을 위해 그곳의 1차 인상면을 후연만 남기고 도려내는 것이 요령이다. 후연을 남기는 이유는 포스트댐 효과를 노리기 위해서다.

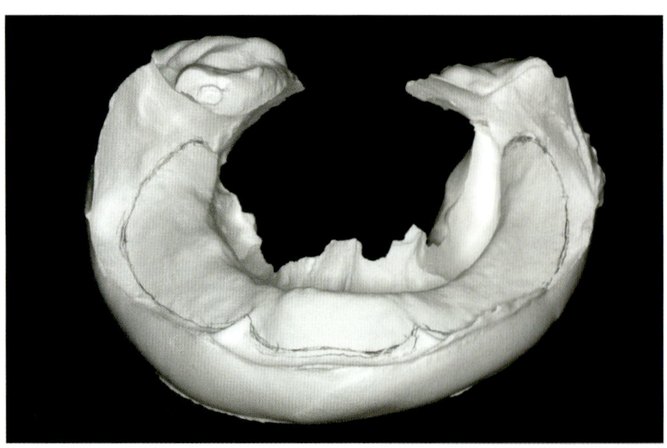

그림 15. 상악결절까지 채득한 예비인상에서 철거한 연구모형. 인상 범위를 최대한 재현할 수 있도록 석고를 주입해야 한다. 또한 정밀한 기능인상법에 기초해 술자가 직접 개인트레이의 상 외형선을 기록한다.

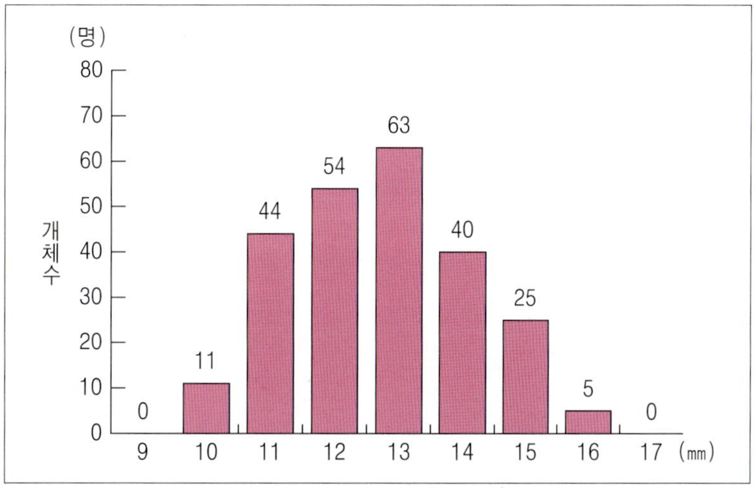

그림 16. 폐구 예비인상에서 얻은 연구모형 121증례를 대상으로 좌·우 242개의 retromolar pad 근원심 직경을 측정한 결과.

표 1. 폐구 예비인상에서 얻은 연구모형 121증례에서 관찰한 retromolar pad(RMP)의 측정 결과. 표에는 RMP의 근원심 직경을 세로 직경, 협설 직경을 가로 직경이라고 표시했다.

	우측 RMP 세로 직경	좌측 RMP 세로 직경	RMP 세로 직경 좌·우 합동	RMP 세로 직경 좌·우 차이	우측 RMP 가로 직경	좌측 RMP 가로 직경	RMP 가로 직경 좌·우 합동	RMP 가로 직경 좌·우 차이
평균치(㎜)	12.35	12.15	12.25	0.94	8.93	8.74	8.83	0.59
최소치(㎜)	9.45	9.25	9.25	0.00	6.45	6.35	6.35	0.00
최대치(㎜)	15.90	16.00	16.00	3.30	11.00	11.80	11.80	2.80

있었다(그림 16, 표 1). 15mm의 경우 retromolar pad 2/3 피복은 전연에서 10mm 위치이다. 즉 retromolar pad 전연에서 10mm 후방 범위까지 인상을 채득하면 거의 모든 증례에서 retromolar pad의 2/3~전체를 피복할 수 있다고 판단해도 무방하다.

【참고문헌】

1）阿部二郎，小久保京子，佐藤幸司：4-STEP で完成 下顎吸着義歯と BPS パーフェクトマニュアル —全無歯顎症例に対応—．クインテッセンス出版，東京，2011：52-78.

2）市川正人：義歯床・離脱牽引力測定実験から得られた下顎総義歯の床外形線設定位置に関する報告 第 1 報：義歯床によるレトロモラーパッド部被覆量の違いにおける維持力の検討．日本顎咬合学会誌 咬み合わせの科学，32（1・2）：57-64，2012.

3）市川正人：下顎総義歯の吸着を求めたレトロモラーパッド周囲の床縁設定．補綴臨床，45（5）：550-559，2012.

4）深水晧三，堤 崇詞：自然法則による総義歯の接着と吸着 — 臨床の基本と治療用義歯の考え方．デンタルダイヤモンド，35（12）：23-51，2010.

2. 하악 흡착 총의치의 상연 형태

③ 소메야 주름과 후악설골근와

三宅宏之 (Hiroyuki Miyake)

소메야 주름

소메야 주름이란?

하악 흡착 총의치의 성공은 의치상 주위 변연봉쇄에 있고 어디 한 곳이라도 폐쇄가 부족하면 흡착을 달성하기 어렵다. Retromolar pad의 형태가 뚜렷하고 결합조직이 많고, 탄력성이 있는 증례는 의치상 변연을 간단히 봉쇄할 수 있고 흡착도 좋다[1].

그러나 retromolar pad 협측에 작은 띠 형상의 점막이 있는 증례는 의치상이 들떠 변연봉쇄가 곤란하고 소대를 피해 상연을 조정해도 흡착을 기대하기 어려워 까다로운 증례가 될 수 있다. Retromolar pad 기저부 협측에 있는 작은 띠 형상으로 발달한 점막을 '소메야 주름'이라고 부른다.

소메야 주름은 소메야(染谷成一郎)가 세계 최초로 '제2대구치 원심 치조부에는 치조점막에서 협점막을 향해 작은 힘줄 비슷한 막이 있다'고 보고하고[2], 그 후 출현율과 구강기능운동과의 관련성에 대해 자세하게 보고하였다[3]. 그러나 보철학, 해부학의 학문적 입장에서 힘줄의 존재나 역할에 대한 과학적인 검증이 없어 정식 치과용어로 인정을 받지 못하고 있다. 그래서 독자적으로 정의하고 분류해 검토해 보았다.

먼저 하악 retromolar pad 기저부 외연에서 협측을 향해 주행하는 작은 띠 형상의 점막을 '소메야 주름'이라고 정의한다(표 1). 유치악에서는 하악 제2대구치 원심부 부근에서 제3대구치에 걸쳐 나타나고, 무치악에서는 retromolar pad 전연 부근에서 협측에 걸쳐 나타난다. 눈으로 확인할 수 있는 것과 협점막을 협측으로 신장시켰을 때 나타나는 것이 있다(그림 1).

소메야는 무치악 환자 56명(남성 24명·여성 32명)을 대상으로 조사해, 눈으로 확인할 수 있는

표 1. 소메야 주름의 정의와 분류

정의	
Retromolar pad 기저부 외연에서 협측을 향해 주행하는 작은 띠 형상의 점막	
분류	
• 눈으로 확인할 수 있는 것	
• 협점막을 협측으로 신장시켰을 때 나타나는 것	
유치악	하악 제2대구치 원심부 부근에서 제3대구치에 걸쳐 출현
무치악	Retromolar pad 전연 부근에서 협측에 걸쳐 출현

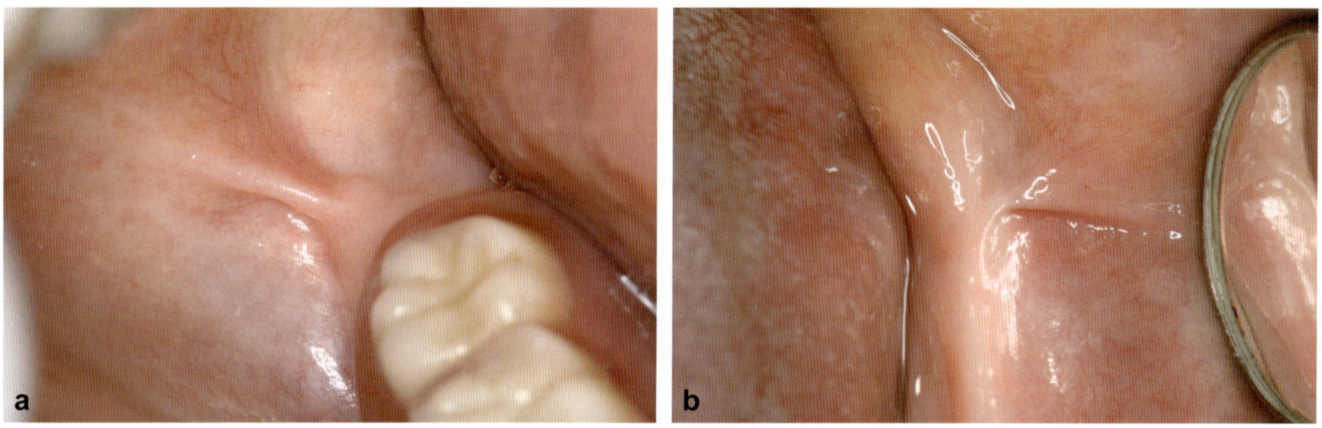

그림 1. 소메야 주름. a: 눈으로 확인할 수 있는 소메야 주름. b: 협점막을 신장시켰을 때 나타나는 소메야 주름.

주름이 11%, 협점막을 신장시켰을 때 나타나는 주름이 27%, 유치악 환자 98명(남성 42명·여성 56명)에서는 눈으로 확인할 수 있는 주름이 12%, 협점막을 신장시켰을 때 나타나는 주름이 21%였다고 보고하였다[3].

본원에서도 2015년 3~6월에 내원한 성인 환자 771명을 대상으로 조사를 진행하였다. 결과는 눈으로 확인할 수 있는 주름이 9%, 협점막을 신장시켰을 때 나타나는 주름이 18%였고, 소메야의 보고와 거의 비슷한 결과를 얻었다.

결론적으로 소메야 주름은 눈으로 확인할 수 있는 주름이 약 10%, 협점막을 신장시켰을 때 나타나는 주름이 약 20%라고 말할 수 있다.

Retromolar pad 외측을 해부해 조직표본을 관찰했더니 retromolar pad 협측 기저부의 심부에 콜라겐섬유가 수속해 주행하고 있었다. 이것은 접형 하악근의 기시부가 하악골 골면에 강하게 부착되어 있는 조직상이며, 부착부위에 따라 구강 내에서 주름으로 출현할 가능성을 시사하였다(그림 2).

또한 해부학적으로 주름이 출현하는 심부에 익돌하악봉선이 존재한다. 쓰모리(津守) 등의 보고[4]에 따르면 상인두수축근의 협인두부 기시 형태가 상부에서 하부까지 막 타입(A형)이 13.0%, 상부만 막 타입(B형)이 18.5%, 막이 결여된 타입(C형)이 68.5%였고, A·B형의 발현율이 앞에 소

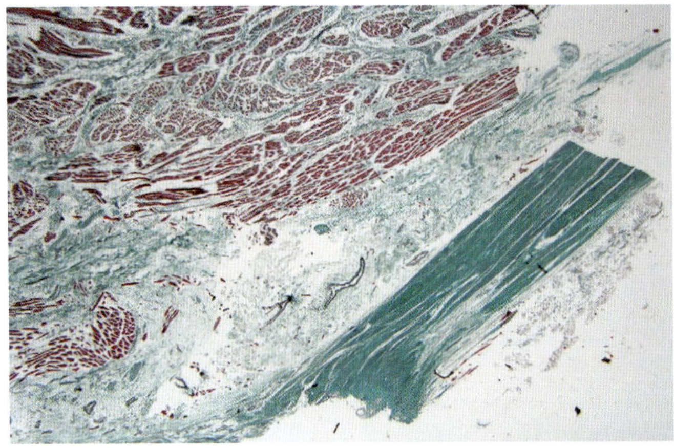

그림 2. Retromolar pad 심부 조직[시미즈(清水良央) 선생님(도후쿠대학 대학원) 제공].

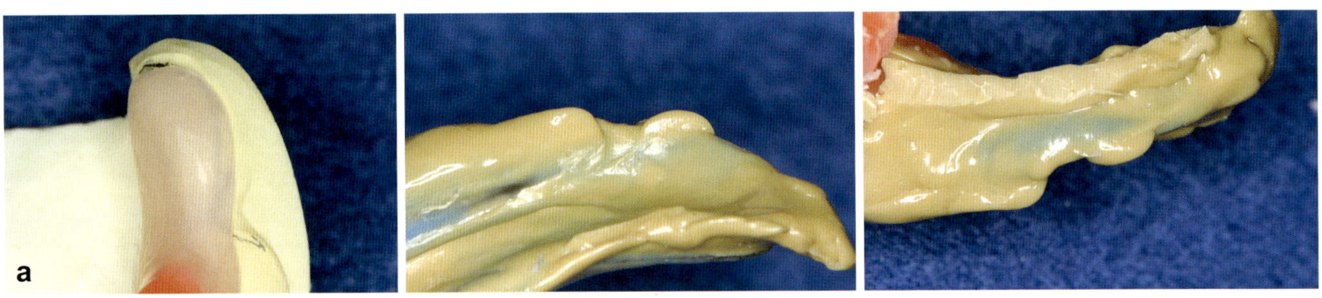

주름을 피하지 않고 retromolar pad부 기초상 변연을 제작. 정밀인상 할 때 환자주도형 폐구기능인상을 진행하였다.

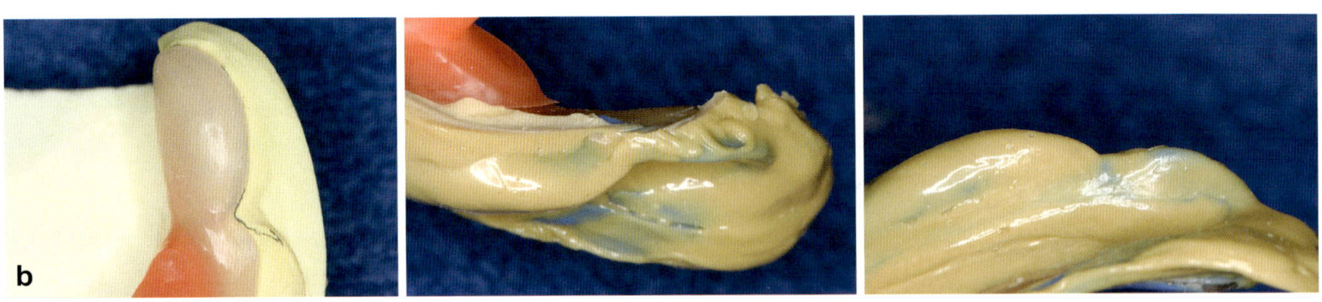

주름을 피해 retromolar pad부 기초상 변연을 제작. 정밀인상 할 때 환자주도형 폐구기능인상을 진행하였다.

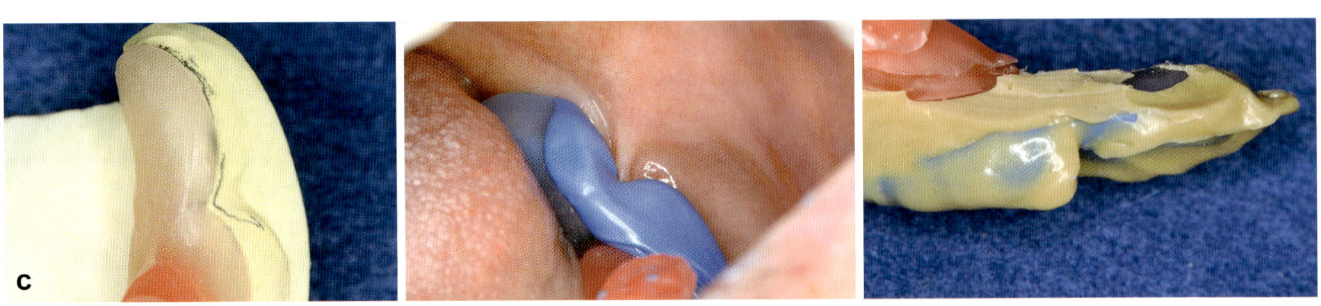

주름을 피해 retromolar pad부 기초상 변연을 제작. 정밀인상 할 때 환자주도형 폐구기능인상을 진행하고 retro-molar pad부만 술자유도형 개구기능인상을 채득하였다.

그림 3. Frame Cut Back Tray를 사용해 예비인상을 채득한 후 기초상연의 형태와 정밀인상.

개한 소메야 주름의 발현율과 거의 일치하였다.

이상과 같은 사실로부터 저작이나 연하 시 기능운동을 통해 불수의로 긴장하고 하악 총의치의 변연봉쇄를 파괴하는 가능성을 생각할 수 있다.

하악 흡착 총의치를 위한 소메야 주름부 인상법

그렇다면 소메야 주름이 있는 무치악 환자는 어떻게 인상 채득해야 할까?

Frame Cut Back Tray로 예비인상을 채득한 후 기초상연의 형태와 정밀인상을 세 방법으로 검증하였다(그림 3).

동일 환자를 대상으로 그림 3의 조건으로 정밀인상을 채득하고 의치를 3개 제작하였다(그림 4).

그 결과 정밀인상 할 때(환자 주도형 폐구기능인상) 일상의 구강기능운동을 대신하는 5가지 기본 동작에 추가해 술자가 주름부 신장 동작을 시켜 봉쇄가 잘 파괴되지 않는 형태를 채득할 수 있었다.

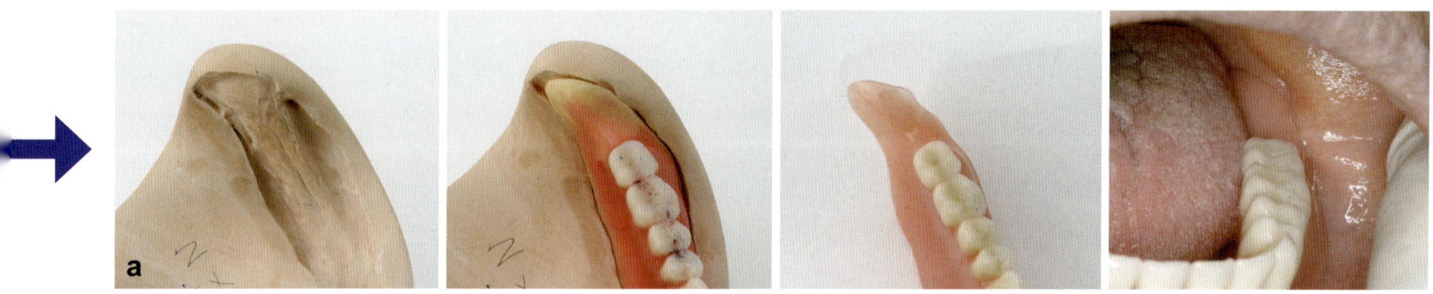

그림 3a의 결과, 주름 위에 의치상 변연이 올라와 전체 둘레의 변연봉쇄가 파괴되어 흡착되지 않았다.

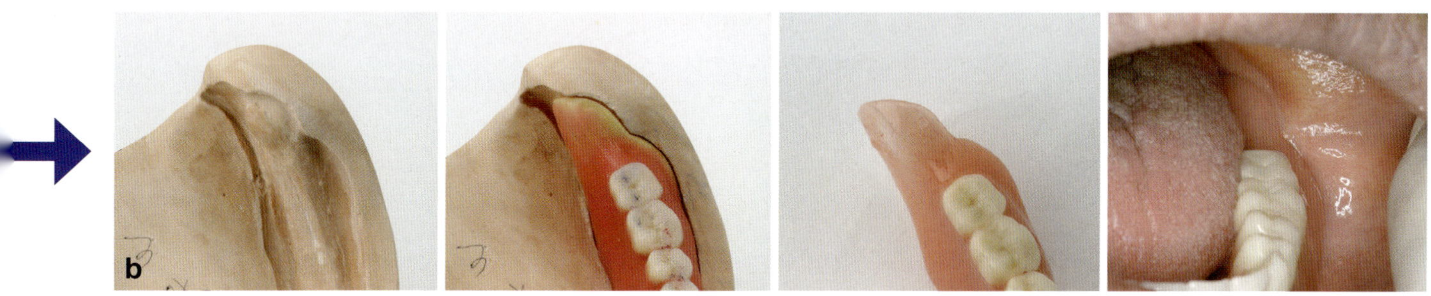

그림 3b의 결과, 흡착되지만 개·폐구·연하운동을 하면 주름이 운동해 흡착이 무너진다.

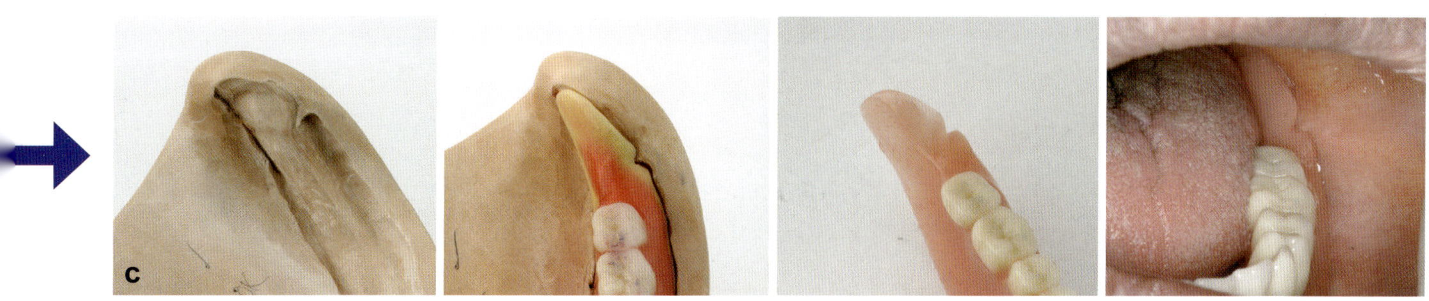

그림 3c의 결과, 전체 둘레의 변연봉쇄가 파괴되지 않고 흡착을 잘 유지했다.

그림 4. 그림 3의 조건으로 정밀인상을 채득한 후 동일 환자의 의치를 3개 제작하였다.

후악설골근와

근형성과 후악설골근와부의 상연 형태

술자 주도하에 모델링 컴파운드를 사용해 개구인상을 채득하는 방법에서는, 의치를 안정시키기 위해 상연을 후악설골근와에 길고 깊게 설정하면 좋다고 한다. Boucher는 그의 저서[5]에서 '악설골근선을 지나 설측 플랜지를 확대하면 장점이 많다. 설측 플랜지의 변연형태를 정확히 형성하지 않는 한 후악설골근와의 변연봉쇄는 불완전하다'고 기술하고, 가미조(上條)는 '인상할 때 인상재가 후악설골근부의 악하부에 들어가야 한다. 악하부는 의치상을 설정하기에 좋은 부위다. 골이나 근육이 없기 때문에 상연을 후방으로 두껍게 배치할 수 있다'[6]고 하였다. 앞의 내용은 개인트레이를 사용해 컴파운드로 근형성할 때 상연을 후악설골근와부로 연장해 의치의 유지안정을 도모하려는 의도라고 이해할 수 있다. 그러나 '상연을 후악설골근와로 길고 깊게 설정하면 의치가 안정된다'고 결론을 내리지 않았기 때문에 환자를 고려해 적절하게 연장하는 것이 중요하다고 생각한다.

실제 임상에서도 이 부분을 지나치게 연장하면 '침을 삼킬 때 의치가 목을 찌른다'고 호소하는 환자도 있어 치조제 흡수가 심한 까다로운 증례의 무치악자는 연장할 수 없는 경우도 많이 있다.

컴파운드로 근형성해 상연을 설정하는 기존형 인상법과 치료용 의치, 복제 의치에 tissue conditioning하는 구강기능인상법으로 의치 상연을 연장해 상연을 결정하는 의치 제작법은 '근육 부착부위까지 의치상을 연장해 내압면적을 충분히 확보하고 저작능률을 높인다'가 목적이다.

그러나 아베(阿部)[7]가 제안한 하악 흡착 총의치는 Frame Cut Back Tray와 혼수비가 높은 부드러운 알지네이트 인상재로 안정 상태의 구강 내 공간을 인상·하고, wax rim이 있는 개인트레이를 사용해 환자 주도하에 폐구기능인상을 채득해 상연을 설정하는 의치제작법이다. 하악 흡착 총의치는 '의치상의 전체 둘레를 구강점막조직으로 봉쇄하고 의치 동요의 감소와 그에 따른 기능 향상을 기대한다'가 목적이므로 근육운동을 방해하지 않는 곳까지 상연을 길고 깊게 설정할 필요는 없다.

하악 흡착 총의치에서 후악설골근와부의 보상성 봉쇄의 메커니즘

하악 흡착 총의치에서 악설골근와부의 상연은 의치 안정을 위한 파지효과를 확보하면서 변연봉쇄를 충분히 얻을 수 있도록 설계해야 한다.

흡착 의치의 상연은 악설골근선을 살짝 지나도록 개인트레이를 제작하고 환자주도형 인상으로 연장량을 결정한다. 기존의 컴파운드 인상에서 볼 수 있는 후악설골근와부의 언더컷까지 깊고 길게 연장하지 않는다.

후악설골근와부의 변연봉쇄는 치조제 점막과 혀의 측면으로 만들어지는 내외측봉쇄다. 그러나

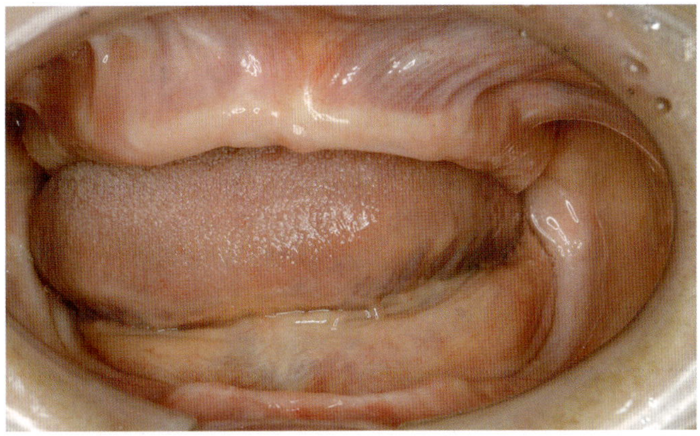

그림 5. 고도의 치조제 흡수로 구강저가 치조제 위에 있다.

의치 상연 하부에 공간이 존재한다. 이 곳의 변연봉쇄는 의치상 설측 연마면과 혀의 측면에 의한 불완전한 봉쇄이고, 의치 상연이 구강저 점막과 밀착하지 않기 때문에 보상성 봉쇄라고 부른다[5]. 후악설골근와부는 치아를 상실하기 전부터 존재하는 공간이고, 생리적으로 필요한 공간이므로 기능운동을 방해하지 않고 전체 둘레를 봉쇄해 하악 총의치가 흡착하는 길이의 상연이면 충분하다.

최근 총의치 환자의 고령화와 함께 치조제가 고도로 흡수되거나 혀가 현저하게 후퇴되어 설하주름부와 함께 후악설골근와부의 변연봉쇄가 까다로운 증례가 증가하였다(그림 5). 하악 흡착 총의치에서 후악설골근와부의 상연 설정은 이런 까다로운 증례에서도 무리 없이 인상을 채득할 수 있다.

후악설골근와부의 검사와 인상채득

인상 전에 구강저의 설하주름량, 치조제의 흡수상태, 후악설골근와의 공간 유무, 안정 상태에서 혀의 위치를 검사한다.

치경이 후악설골근와에 저항 없이 들어가는지, 치경을 후악설골근와에 넣은 채 연하를 지시했을 때 치경이 들리는지, 들린다면 어느 정도 들리는지, 반발 정도를 검사한다(그림 6). 치경이 많

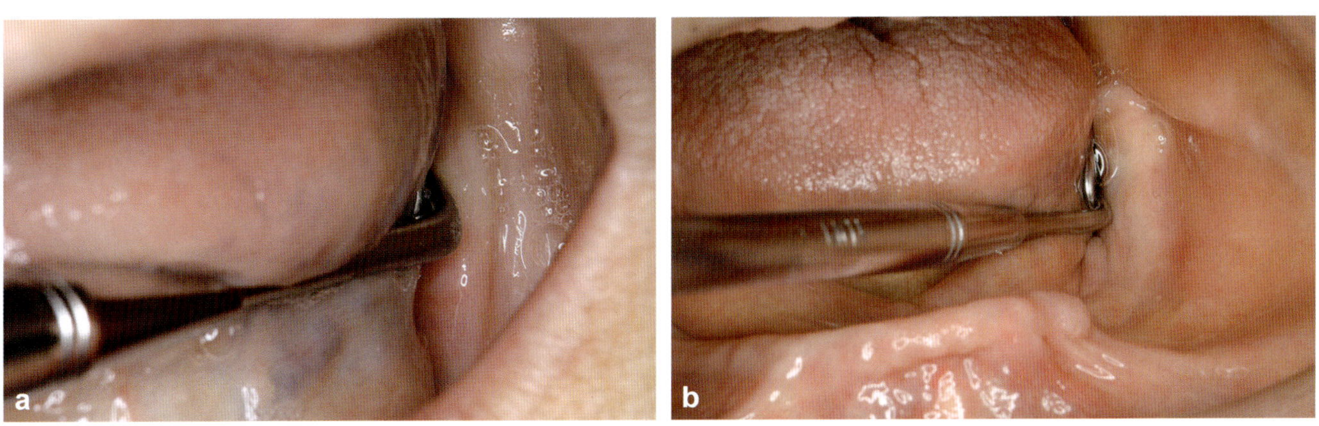

그림 6. 치경을 넣을 때의 저항과 연하 시 반발을 검사한다.

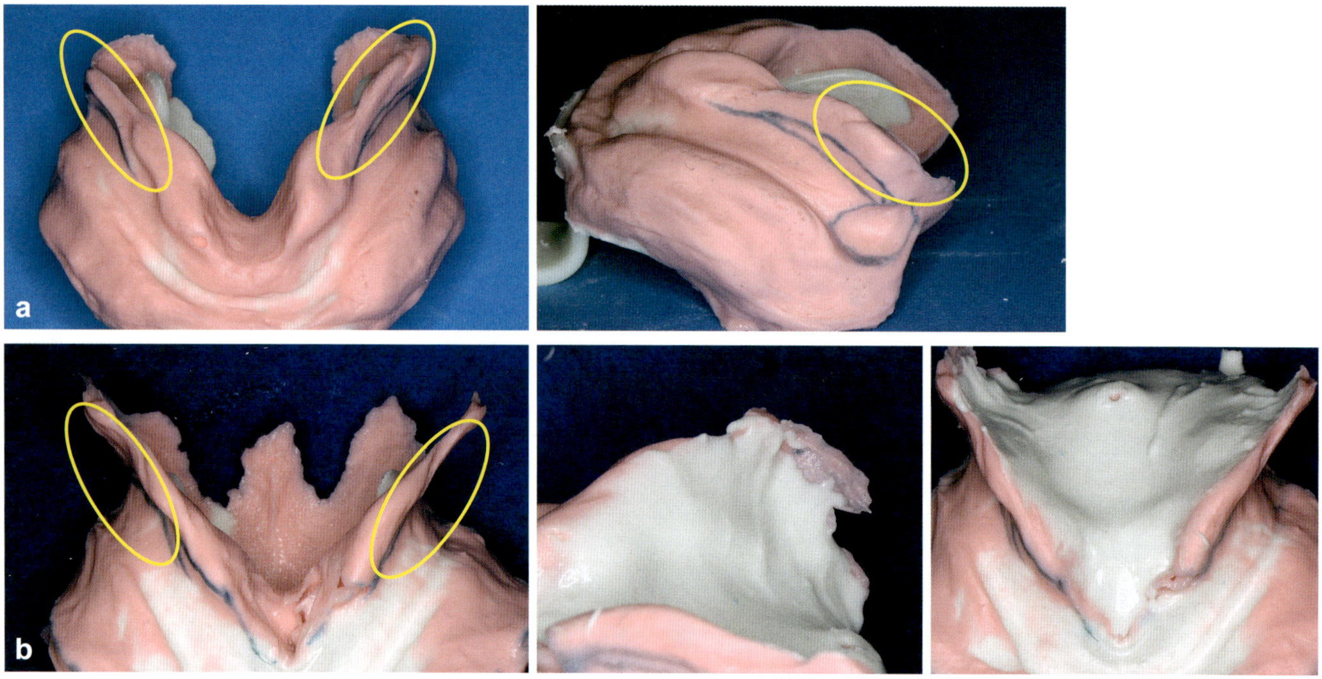

그림 7. b처럼 후악설골근와부에 공간이 없고 혀가 후방에 위치하는 증례는 인상재가 얇아지므로 알지네이트 인상재로 설측을 보강한 후 석고를 주입한다. a: 후악설골근와부에 공간이 있다. b: 후악설골근와부에 공간이 없다.

이 들릴 때는 상연을 연장하기가 어렵고 변연봉쇄에 불리하다고 판단한다.

Frame Cut Back Tray에 의한 스냅인상에는 혼수비가 높은 알지네이트 인상재를 사용하므로 후악설골근와부에 공간이 없거나 구강저 반발이 강하고 혀가 후퇴된 경우에는 인상의 변연이 얇아지고 인상체가 쉽게 변형한다. 그때는 설측에 인상재를 추가해 보강한 후 석고를 주입해 변형을 줄인다(그림 7). 그러나 개인트레이는 적은 양이라도 변형이 반영되므로 정밀인상을 할 때는 적합을 확인한다.

보상성 봉쇄는 설근부에서 설측 연마면을 누르려고 할 때 그 힘에 대응하는 길항벽이 없으면 성립하지 않는다. 따라서 개인트레이는 악설골근선에서 2~3mm 연장한 곳에 설정한다(그림 8, 9). 만약 트레이를 시적할 때 강한 반발이 느껴지면 짧게 삭제해 들뜨지 않도록 조정한다. 실리콘 인상재로 정밀인상을 채득할 때 트레이의 변연 형태는 환자에게 기능운동을 지시한 후 실리콘의 요변성(thixotrophy)을 이용해 채득한다.

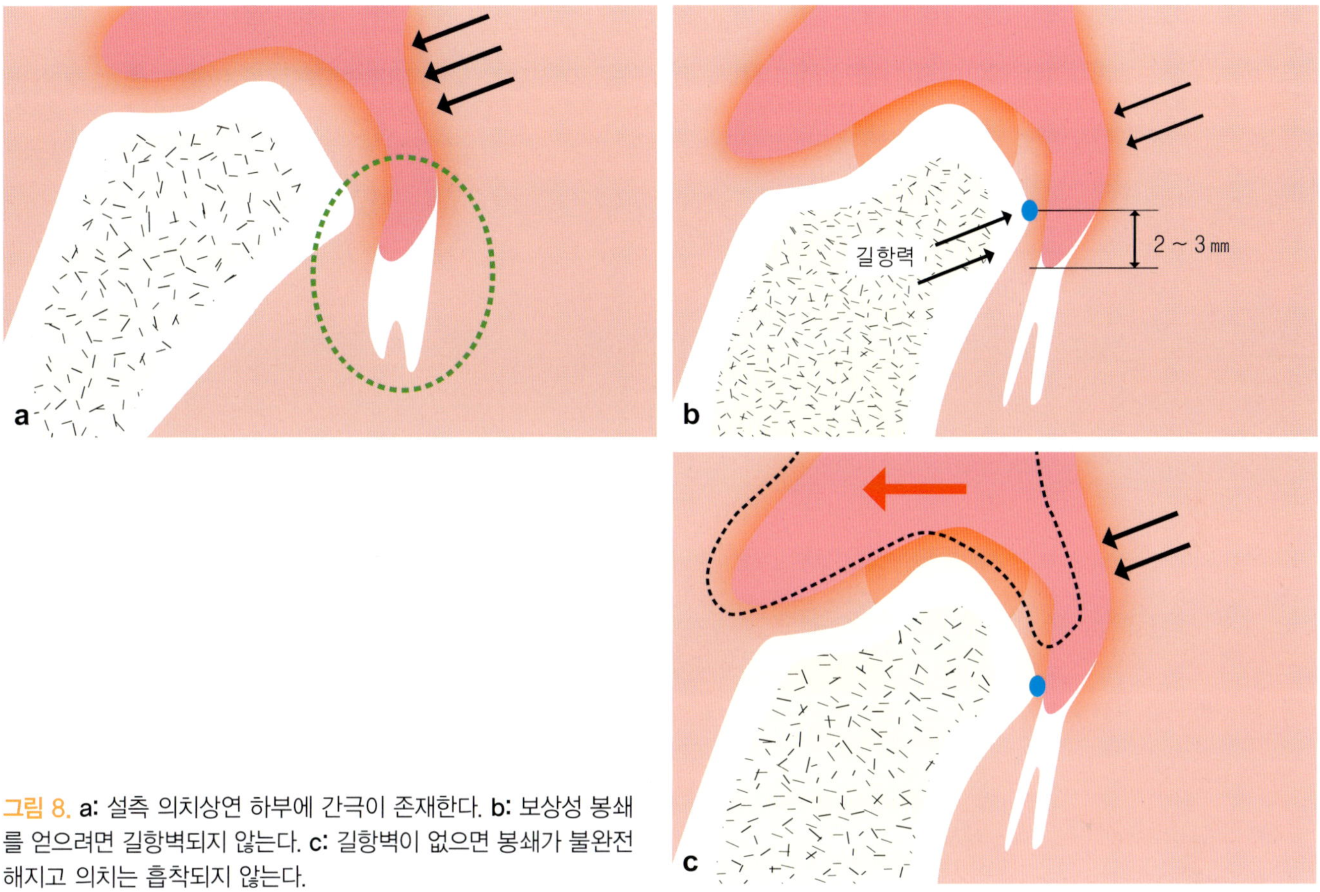

그림 8. a: 설측 의치상연 하부에 간극이 존재한다. b: 보상성 봉쇄를 얻으려면 길항벽되지 않는다. c: 길항벽이 없으면 봉쇄가 불완전해지고 의치는 흡착되지 않는다.

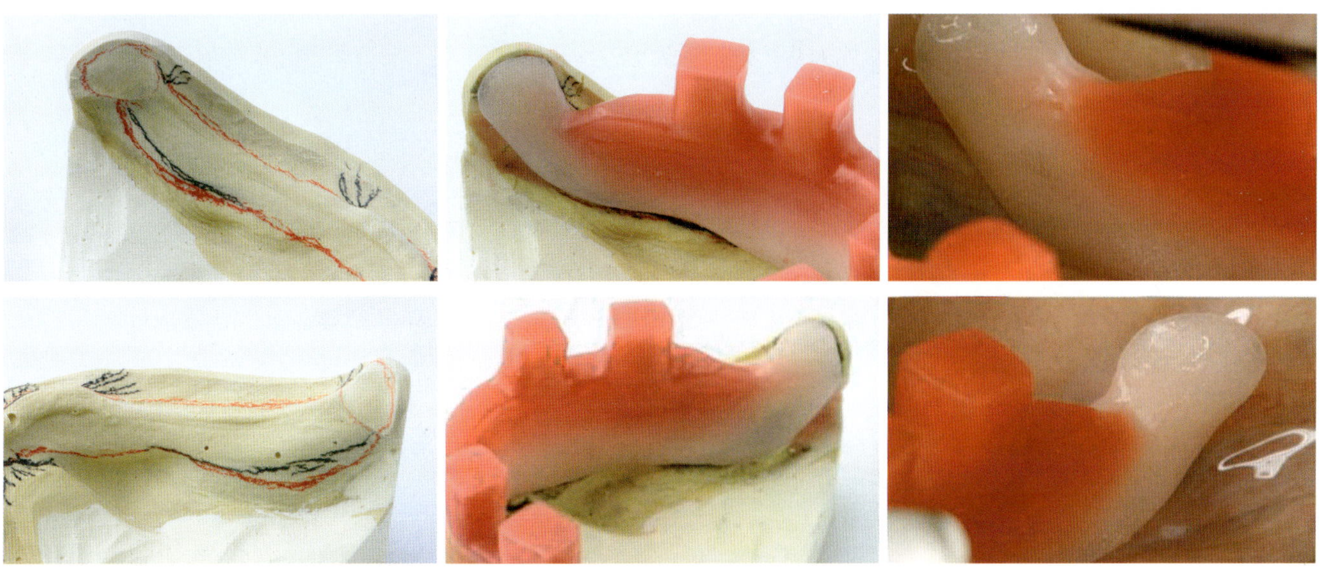

그림 9. 설압에 의해 의치가 가로로 이동하지 않도록 기초상 외형선을 악설골근선에서 2~3mm 아래로 연장하였다.

치조제 고도 흡수 증례에서 후악설골근와의 정밀인상

후악설골근와부에 여유가 없고 혀가 현저하게 후퇴한 증례는 스냅인상으로 인상을 충분히 채득하지 못해 개인트레이의 변연을 충분히 설정할 수 없는 경우가 있다. 트레이에 필요한 길이를 얻을 수 없는 경우에는 실리콘 인상재 퍼티를 사용해 트레이를 연장해 보정한다(그림 10).

개인트레이 설측에서 파사몬티 절흔(S자 변곡점)보다 후방부에 접착제를 도포하고, 유틸리티 왁스 2개 분량의 띠 형태로 퍼티를 축성해 연장한다.

구강 내에 설치한 후 최대개구와 연하운동만 지시해서 구강저가 가장 높이 들리는 상태와 인두부가 전상방으로 들리는 상태를 재현한다. 이렇게 해 환자의 고유한 지나치게 길지 않은 변연형태로 트레이를 연장한다. 치조제가 고도로 흡수한 증례는 길항벽이 없고 혀운동으로 의치가 가로로

보정하지 않은 경우

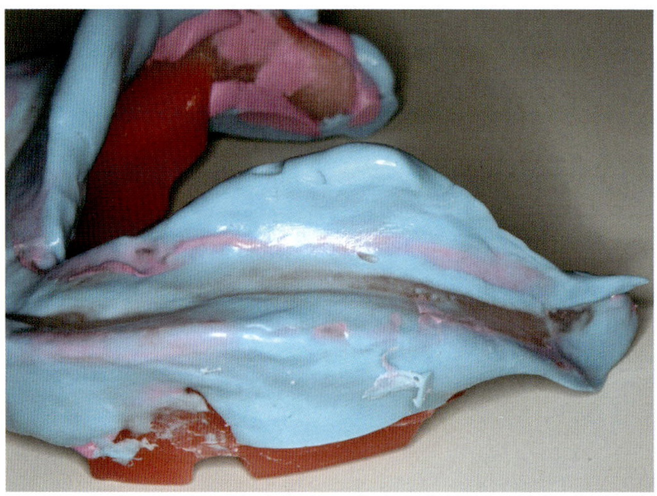

보정한 경우

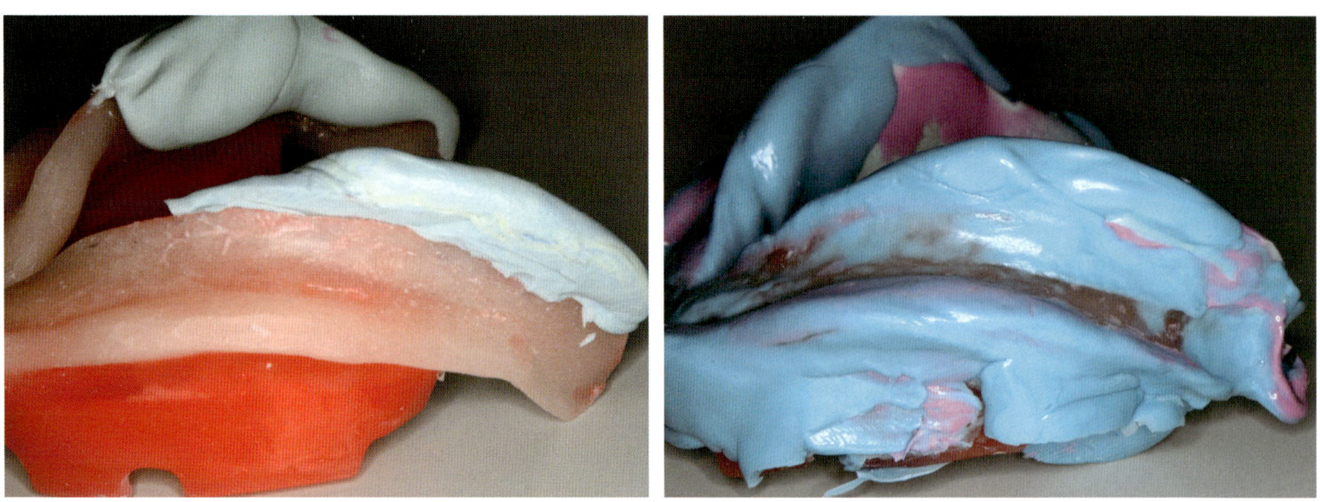

그림 10. 동일 환자의 정밀인상.

동요하기 쉬우므로 기초상이 들뜨지 않도록 주의한다. 안쪽으로 흘러나온 퍼티를 칼로 제거한다[8].

정밀인상에서는 보정된 트레이를 사용해 환자 주도로 흡착을 위한 5가지 기본동작을 하고 폐구기능인상법을 이용해 인상을 채득한다(그림 10).

◉

전체 둘레에 걸친 봉쇄로 하악 총의치의 흡착을 달성한다. 이번에 해설한 소메야 주름과 후악설골근와부는 출현 빈도가 있으므로 모든 증례에서 대응할 필요는 없다. 그러나 대응이 필요한 증례인데도 적절한 검사와 진단을 하지 않는다면 충분한 흡착을 달성할 수 없다. 또한 증례가 까다로울수록 전체 둘레의 변연봉쇄를 꼼꼼하게 확인할 필요가 있다.

흡착의 확률을 높이려면 충분한 검사에 기초한 대응이 전제되어야 한다.

【참고문헌】

1）市川正人：吸着下顎総義歯の床縁形態—②レトロモラーパッド．デンタルダイヤモンド，47（7）：86-93，2016．
2）染谷成一郎：快適な辺縁封鎖のために口腔の形と床縁の形を視る．補綴臨床 別冊，30（1）：31-36，1997．
3）染谷成一郎：下顎第二大臼歯遠心部およびレトロモラーパット前縁部付近に見られるスジの報告．日本学咬合学会誌，28（1.2）：14-19，2008．
4）津守伸明，他：嚥下機能に関連する上咽頭収縮筋の形態学的特徴．Dysphagia, 22：122-129, 2007.
5）Carl O Boucher（原著），C Hickey，他（著），田中久敏，他（監訳）：無歯顎患者の補綴治療．医歯薬出版，東京，1988．
6）上條雍彦：口腔解剖学5 内臓学．アナトーム出版，東京，1965．
7）阿部二郎，他：4-STEP で完成 下顎吸着義歯と BPS パーフェクトマニュアル —全無歯顎症例に対応—．クインテッセンス出版，東京，2011：52-78．
8）齋藤善広：吸着して機能的な総義歯　3つのエッセンス1—各論編　義歯の性能を決める印象採得—．歯界展望．124（1）：21-36，2014．

2. 하악 흡착 총의치의 상연 형태

④ 설하주름부의 봉쇄

本多孝史 (Takashi Honda)

하악 흡착 총의치의 핵심 중 하나인 설하주름

협측상연, retromolar pad, 소메야 주름과 후악설골근와에 이어 하악 흡착 총의치 상연 형태의 핵심 중 하나인 설하주름부 봉쇄에 대해 소개한다.

하악 총의치의 흡착을 달성하는 데 가장 중요한 것은 의치상 전체 둘레를 봉쇄[1]하는 것인데, 설하주름부는 하악 의치의 흡착을 달성하는 데 매우 중요한 부위이고, 반드시 검사가 필요하다. 설하주름이란 하악 치조제 후방에 관찰되는 스펀지처럼 부드러운 조직을 말하는데, 이 조직이 풍부한 경우 강한 흡착을 기대할 수 있다(그림 1). 또한 설하주름에 의한 봉쇄는 내외측 이중봉쇄 메커니즘으로 성립된다(그림 2)[1].

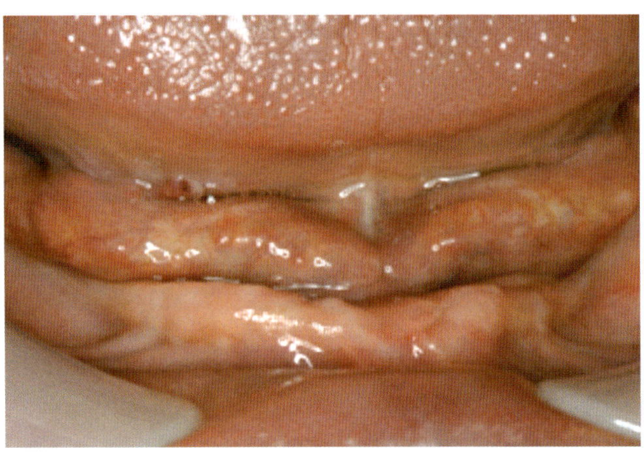
그림 1. 설하주름.

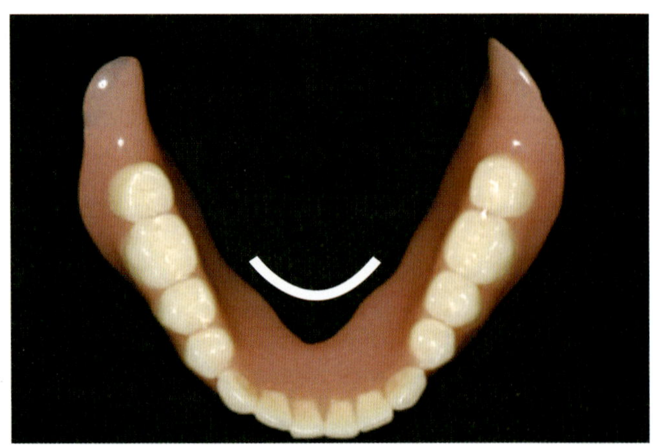
그림 2. 내·외측 이중봉쇄.

혀의 위치와 설하주름

1. 혀의 위치와 설하주름의 변화

설하주름은 연조직이다. 따라서 인접하는 주위조직의 위치와 형태의 변화에 큰 영향을 받는다. 예를 들면 같은 환자라도 혀의 위치에 따라 설하주름부의 스펀지처럼 부드러운 조직이 풍부한 상태에서 빈약한 상태로 변화하는 증례를 볼 수 있다(그림 3).

따라서 설하주름부의 스펀지처럼 부드러운 조직을 검사할 때 환자에게 개구를 지시하고 술자가 관찰해 검사할 필요가 있다. 이때 환자에게 '혀를 뒤로 당기지 말고 가만히 있으세요'라고 지시하면 환자는 혀의 위치를 의식해 혀를 어떻게 할지 고민할 수 있으므로 주의가 필요하다.

이때 이상적인 혀의 위치는 다음과 같다.

① 개구 시 인공치밖에 보이지 않는다.

② 의치상 연마면이 구강점막에 덮여있다.

③ 혀와 협점막으로 BTC point를 형성한다.

위의 세 항목이 핵심이다. Tongue space를 확보하면 혀를 올바른 위치로 유도할 수 있다(그림 4)[3].

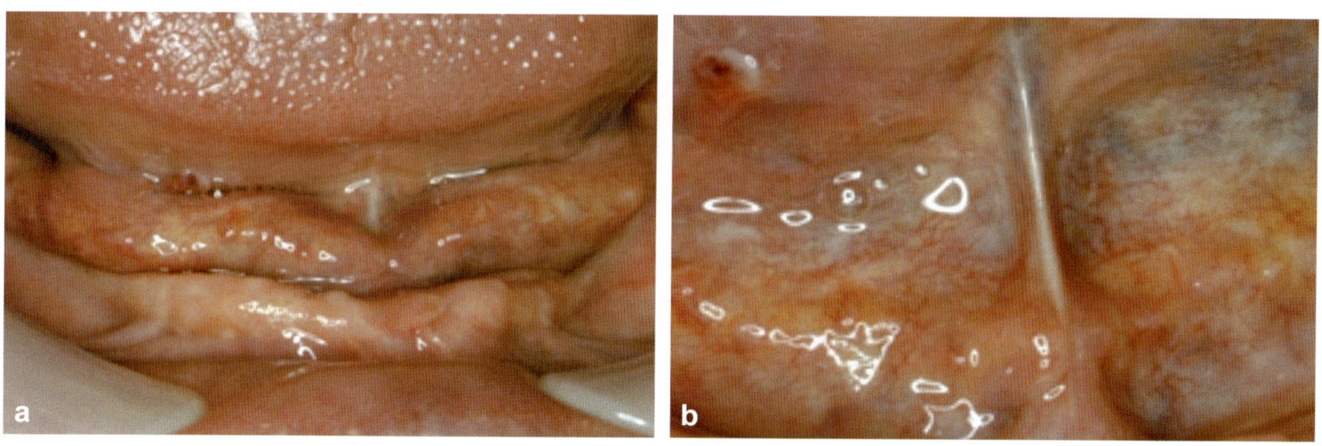

그림 3. 동일 환자. 설하주름이 풍부한 상태(좌측)와 빈약한 상태(우측).

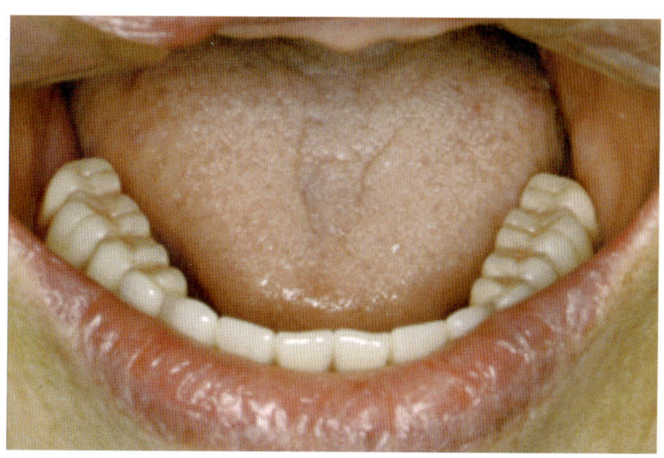

그림 4. 혀의 위치가 좋은 예.

2. 혀 후퇴위의 분류와 설하주름

그렇다면 설하주름과 밀접한 관계가 있는 혀의 위치는 보통 어떤 자세를 취할까? Wright는 그림 5와 같이 분류하였다[4]. 개구하면 혀가 정상위를 취하는 타입이 75%, 후퇴위를 취하는 타입이 25%였다고 한다.

또한 혀가 후퇴위를 취하는 타입은 혀끝이 아래를 향하는 1형과 혀끝이 위를 향하는 2형으로 분류한다.

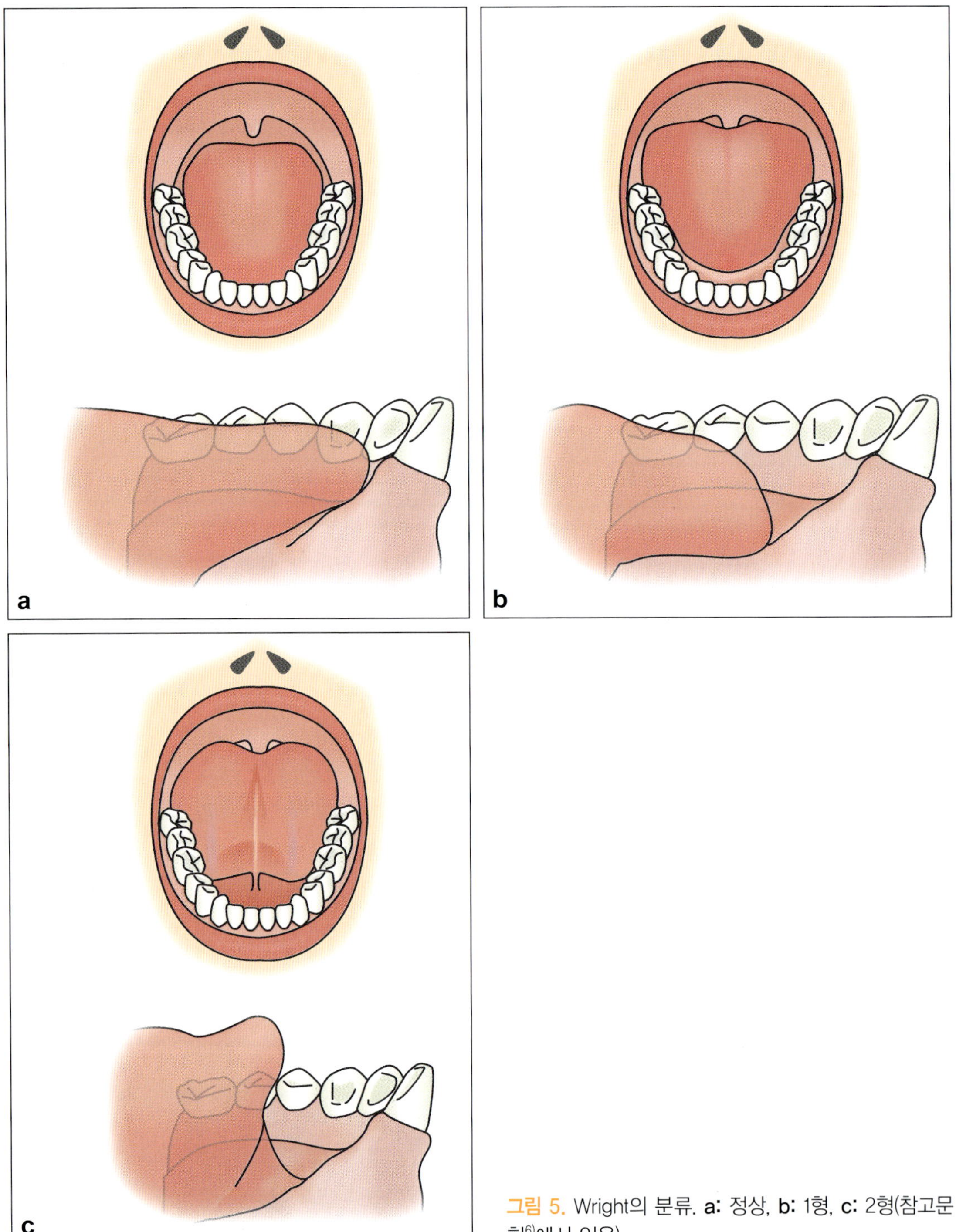

그림 5. Wright의 분류. a: 정상, b: 1형, c: 2형(참고문헌[6]에서 인용).

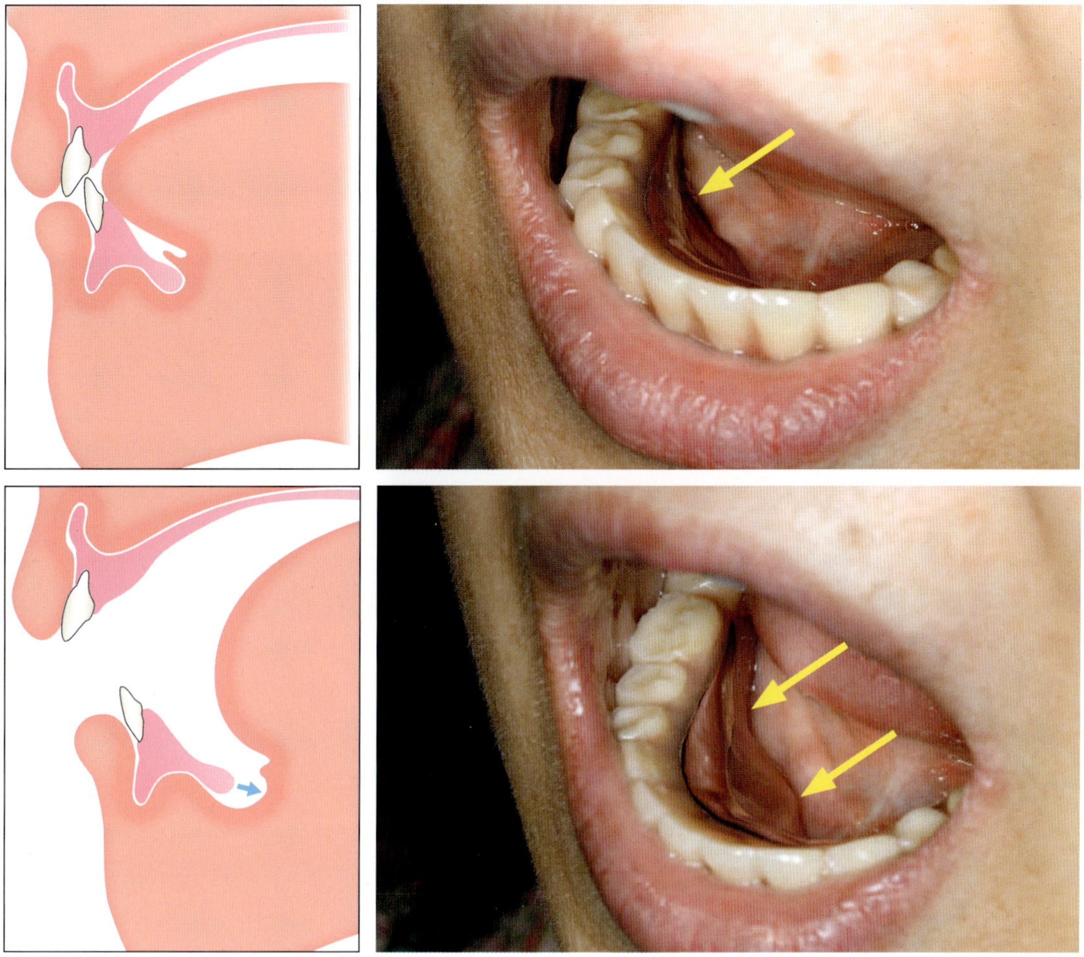

그림 6. 설하주름에서 공기가 유입되어 흡착을 파괴한다(참고문헌[6]에서 인용·수정).

혀가 후퇴위를 취하는 원인을 보면 자연치열에서는 V자 치열궁처럼 협소한 치열궁이나 하악골 융기가 있는 경우이고, 총의치에서는 인공치를 설측에 배열해 tongue space가 좁은 경우다. 이런 경우에는 예전 의치의 tongue space를 확보하고 수리와 조정이 필요하다. 혀가 후퇴위를 취하면 설하주름부에서 공기가 유입되어 그곳의 봉쇄를 파괴하기 때문이다(그림 6).

설하주름부 봉쇄의 파괴를 막는다

1. 2가지 기본동작

앞에 기술하듯이 혀가 후퇴위를 취하는 환자 중에는 설하주름부에서 공기가 유입되어 흡착이 쉽게 파괴되는 경우가 있다. 이런 증례는 그림 7처럼 2가지 기본동작을 2회 반복하여 설하주름부 인상만 미리 채득한 후 통상적인 방법으로 흡착 정밀인상을 채득하면 좋은 흡착을 얻을 가능성이 높아진다.

2가지 기본동작은 까다로운 하악 흡착 총의치에 사용하는 인상법이다[5].

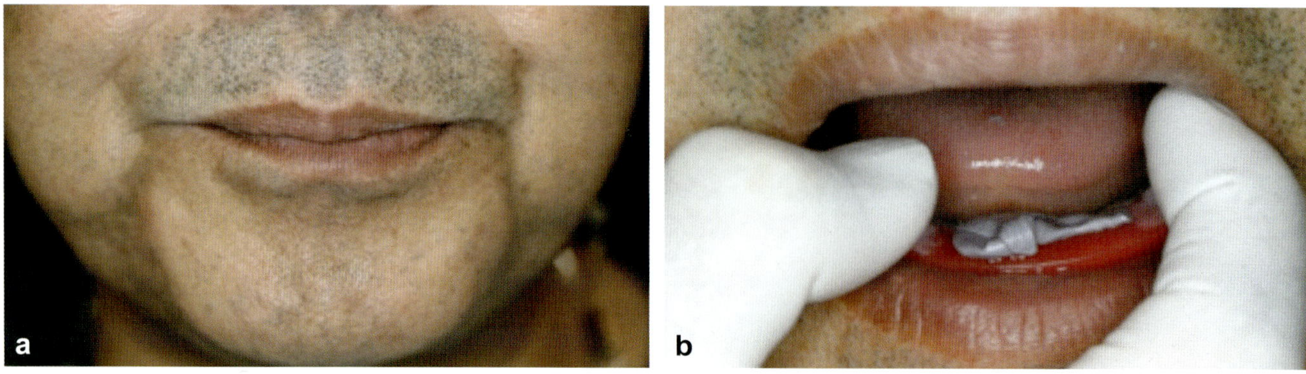

그림 7. 2가지 기본동작. 연하(좌측)와 개구 유지(우측)를 2회 반복한다.

2. 2가지 기본동작

① 혀의 후퇴위를 확인한다.

② Wax rim이 있는 개인트레이의 설하주름부에 실리콘 인상재 보더 타입을 축성한다[Exadenture border type(GC)]을 사용, 경도와 흐름이 적절하다].

③ 구강에 트레이를 삽입하고 환자에게 연하, 개구 유지의 2가지 기본동작을 2회 지시한다. 경화될 때까지 개구 유지, 혀는 후퇴위를 유지한다.

④ 인상재가 경화되면 트레이를 철거하고, 내면으로 흘러들어간 인상재를 칼로 제거한다(그림 8).

⑤ 통상적인 방법으로 Soft liner(GC)로 1차 정밀인상, Exadenture(GC)로 2차 정밀인상을 채득한다.

한편 혀의 후퇴위 검사·확인이 곤란한 증례는 Soft liner로 1차 정밀인상을 채득하고 이 시점에 wax rim이 있는 개인트레이의 전치부를 눌러보고 당겨본다. 당겼을 때 흡착이 약하면 retromolar pad부 봉쇄와 치조제 흡수에 문제가 있고, 눌렀을 때 흡착이 약하면 설하주름부에 문제가 있다고 생각할 수 있다[6]. 이런 경우 다음의 흐름으로 하악 흡착 총의치 정밀인상을 채득한다.

① Soft liner로 1차 정밀인상을 채득한다.

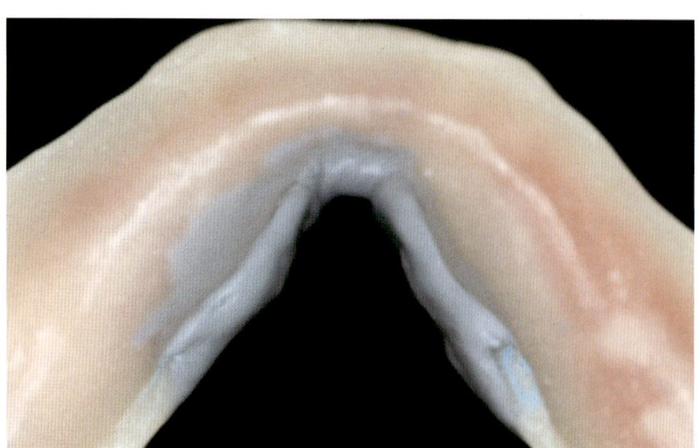

그림 8. 연하와 개구 유지 후의 설하주름부 인상.

② 눌러보고 당겨보아 흡착을 확인한다.

③ Exadenture border type을 사용해 연하와 개구 유지 2가지 기본동작을 2회 반복하게 한다.

④ Exadenture로 2차 정밀인상을 채득한다.

3. 통상적인 방법으로 채득한 흡착 정밀인상과 2가지 기본동작 후 흡착 정밀인상의 비교

동일 환자에게 통상적인 방법으로 흡착 정밀인상을 채득하고 의치를 제작한 예와 2가지 기본동작 후 흡착 정밀인상을 채득해 의치를 제작한 예를 비교·검토하였다.

1) 2차 정밀인상 후 인상면 비교

설하주름부 인상에 차이가 있었다(그림 9). 또한 시적할 때 확대 관찰했더니 2가지 기본동작 후 채득한 흡착 정밀인상의 설하주름부 상 변연이 두께가 더 있었고 상연의 형태에도 차이가 있었다(그림 10).

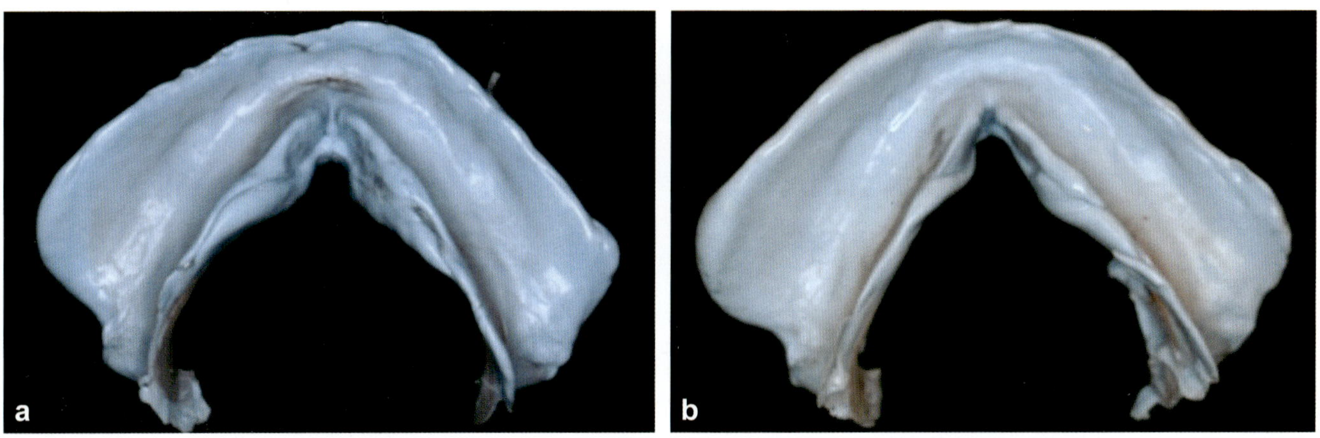

그림 9. 2가지 기본동작 후 흡착 정밀인상(좌측)과 통상적인 방법으로 채득한 흡착 정밀인상(우측).

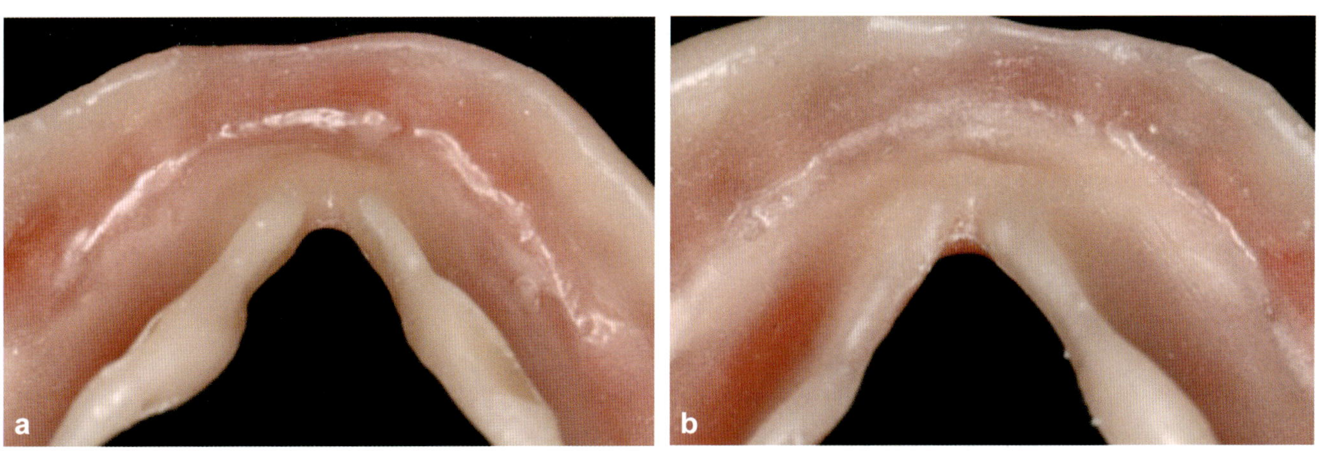

그림 10. 시적할 때 설하주름부 확대. 2가지 기본동작 후 흡착 정밀인상(좌측)과 통상적인 방법으로 채득한 흡착 정밀인상(우측).

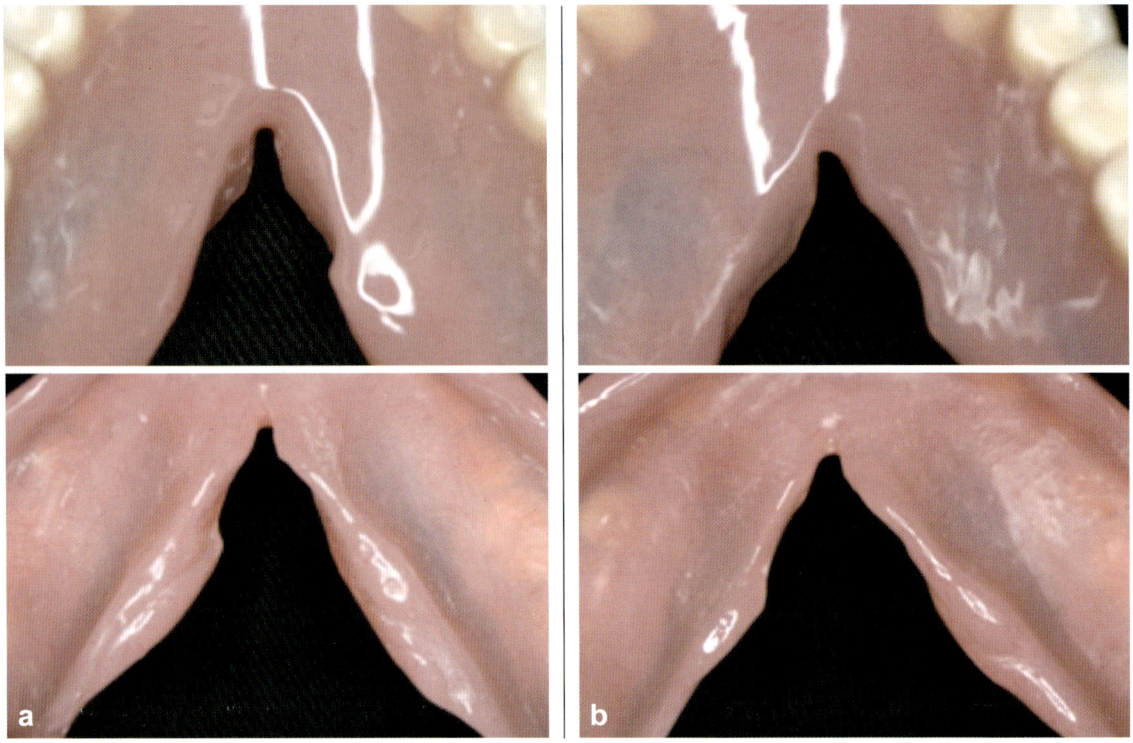

그림 11. 완성된 의치의 설하주름부. 2가지 기본동작 후 흡착 정밀인상(a)과 통상적인 방법으로 채득한 흡착 정밀인상(b).

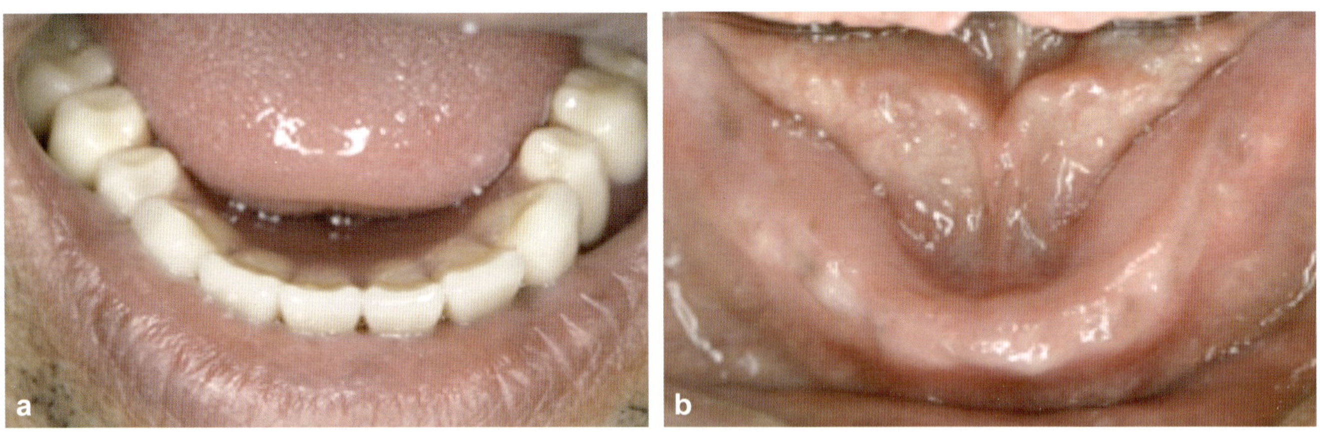

그림 12. 완성의치(a). 예전 의치일 때보다 혀가 전방에 위치한다. 이 증례는 하악 골융기가 크게 발달해 있었다(b).

2) 완성의치의 설하주름부 확대(그림 11)

설하주름부 상 변연의 두께와 설하주름부 형태에 차이가 있다. 신 의치로 교체한 후 혀의 위치에도 변화가 있었다(그림 12).

3) 완성의치 장착 후 설하주름부 비교(그림 13)

이런 증례는 의치를 장착하고 나서 당분간은 혀가 후퇴한다. 경시적인 변화를 비교하였다. 시간이 지나 혀가 후퇴위를 취하더라도 2가지 기본동작 후 흡착 정밀인상으로 제작한 의치는 설하주

2가지 기본동작 후 흡착 정밀인상

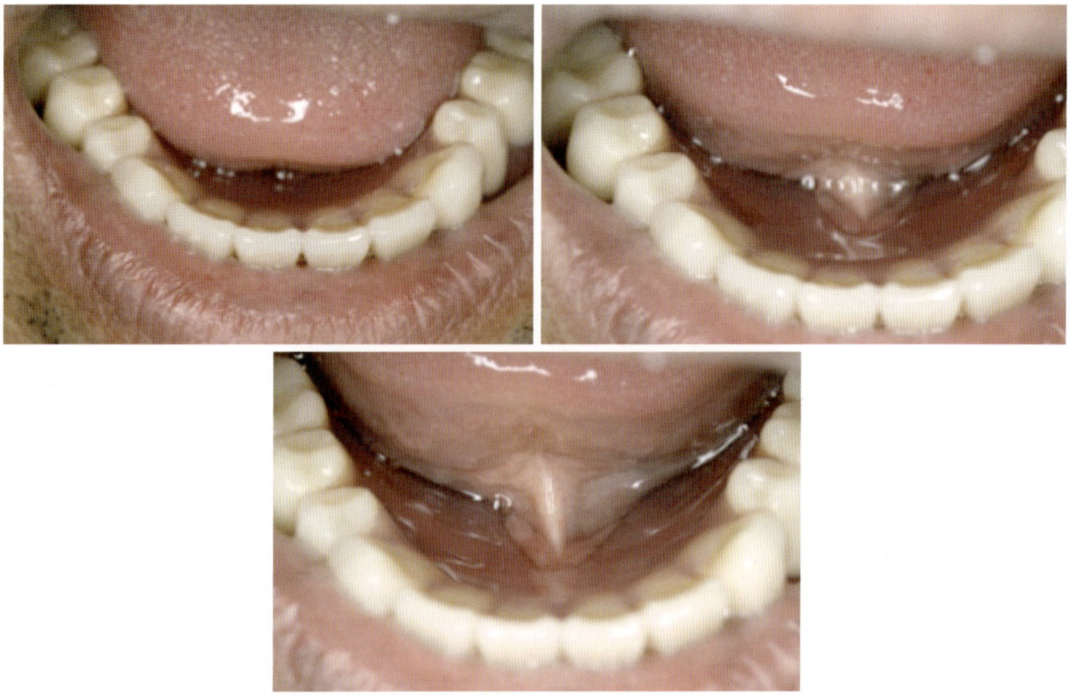

통상적인 방법으로 채득한 흡착인상

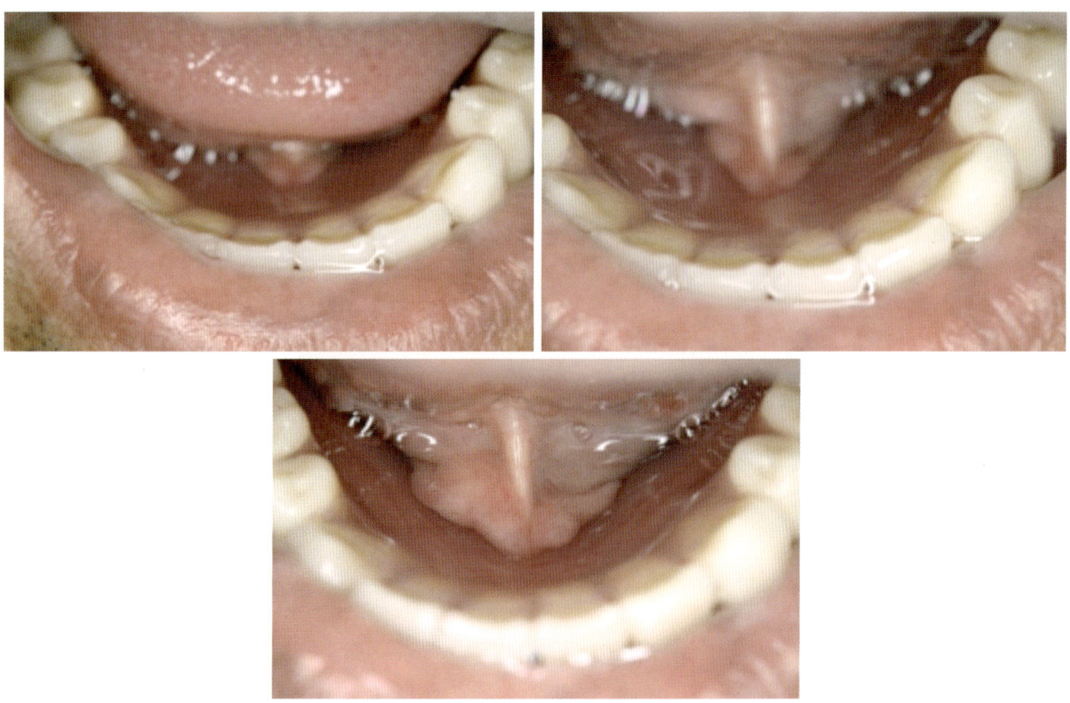

그림 13. 완성의치 장착 후 설하주름부 비교.

름부가 스펀지처럼 부드러운 조직으로 봉쇄된다. 한편 통상적인 방법의 흡착 정밀인상으로 제작한 완성 의치는 설하주름의 스펀지처럼 부드러운 조직이 의치 상연에서 삐져나와 있었다. 그곳에서 공기가 유입되어 봉쇄가 불완전했던 것이다. 흡착에도 차이가 있었다.

OHIP(The Oral Health Impact Profile)

과거 1년간 치아나 입, 의치에 문제가 있어 아래와 같은 경험을 한 적이 있습니까?

1. 치아나 입, 의치에 문제가 있어 대화(발음)할 때 불편한 적이 있습니까?
2. 미각이 둔해졌다고 느낀 적이 있습니까?
3. 입속에 통증을 느낀 적이 있습니까?
4. 치아나 입, 의치에 문제가 있어 먹을 때 불편한 적이 있습니까?
5. 치아나 입, 의치에 문제가 있어 타인의 눈을 의식한 적이 있습니까?
6. 치아나 입, 의치에 문제가 있어 스트레스를 받은 적이 있습니까?
7. 치아나 입, 의치에 문제가 있어 식사가 만족스럽지 않은 적이 있습니까?
8. 치아나 입, 의치에 문제가 있어 식사를 중단한 적이 있습니까?
9. 치아나 입, 의치에 문제가 있어 긴장한 적이 있습니까?
10. 치아나 입, 의치에 문제가 있어 부끄러웠던 경험이 있습니까?
11. 치아나 입, 의치에 문제가 있어 타인에게 화를 낸 적이 있습니까?
12. 치아나 입, 의치에 문제가 있어 항상 하던 일에 차질이 생긴 적이 있습니까?
13. 치아나 입, 의치에 문제가 있어 생각처럼 일상생활이 잘 안 된 적이 있습니까?
14. 치아나 입, 의치에 문제가 있어 일이 손에 잡히지 않은 적이 있습니까?

① 전혀 없다 ② 거의 없다 ③ 가끔 있다 ④ 자주 있다 ⑤ 꽤 자주 있다

그림 14. 술전 OHIP-14.

4. 완성의치 장착 후 경과

술전의 OHIP-14(그림 14)에서 이 환자는 직업이 조리사였기 때문에 “미각이 둔해졌다고 느낀 적이 있습니까?”라는 질문에 ‘자주 있다’, “치아나 입, 의치에 문제가 있어 항상 하던 일에 차질이 생긴 적이 있습니까?”라는 질문에 ‘꽤 자주 있다’고 대답했는데, 신 의치를 장착한 후에는 모두 ‘거의 없다’고 대답하였다. 자세하게 이야기를 들어보았더니 “옛날 틀니를 넣고 맛을 볼 때는 음식물이 턱(치조제 점막)과 틀니(의치상 내면) 사이에 들어가 맛을 잘 몰랐는데 새로운 틀니를 넣고는 맛을 느낄 수 있게 되었다. 틀니와 턱(치조제 점막)이 잘 맞아 음식이 들어갈 공간도 없어졌다”고 하였다.

◉

① 설하주름이 풍부한 경우는 같은 부위에서 강한 흡착을 기대할 수 있다.
② 설하주름 봉쇄는 설하주름의 풍부 또는 빈약 외에도 혀 위치의 영향을 받는다.
③ 혀가 후퇴위를 취하는 증례는 하악 흡착 정밀인상을 채득하기 전에 환자에게 2가지 기본동작을 지시하면 하악 흡착 의치의 흡착력이 향상된다.

이상으로 하악 흡착 총의치를 제작할 때 설하주름부 봉쇄는 매우 중요하다!!

【참고문헌】

1）阿部二郎，小久保京子，佐藤幸司：4-STEP で完成 下顎吸着義歯と BPS パーフェクトマニュアル ―全無歯顎症例に対応―．クインテッセンス出版，東京，2014.
2）阿部二郎：誰にでもできる下顎総義歯の吸着．ヒョーロン，東京，2004.
4）Wright CR, Swartz WH, and Godwin WC：Mandibular denture stability. The Overbech Co, 1961.
5）阿部二郎：阿部二郎の総義歯難症例 誰もが知りたい臨床の真実．医歯薬出版 , 東京，2013.
6）佐藤勝史：What is Suction Denture?．デンタルダイヤモンド社，東京 , 2014.

2. 하악 흡착 총의치의 상연 형태
⑤ 순측 점막 연마면의 형태

佐藤勝史 (Katsushi Sato)

하악 흡착 총의치가 들뜬다?

하악 총의치는 상악 총의치처럼 항상 치조제에 밀착되거나 흡착되지 않는다. 평소에 치조제에 밀착되고 흡착된다면 환자는 고통을 호소하며 철거를 요구할 것이다.

하악 총의치는 치조제 위에 타액을 매개로 '붕' 떠있다. 그리고 저작하거나 대화할 때 교합하거나 연하해 의치를 치조제에 밀어붙여 의치와 치조제 사이에 존재하는 공기와 타액을 배출하고, '밀착·접착'시켜 안정을 구한다. 만약 그 상태에서 구강점막으로 의치상 변연을 봉쇄하면 의치상 내면을 음압으로 만들어 '흡착'이 가능해지고, 설압이나 음식 덩어리가 움직여 의치를 동요시키는 힘이 작용했을 때 저항할 수 있다.

그러나 의치상 둘레를 구강점막으로 봉쇄하기 위해 흡착인상법으로 제작했는데도 하악 총의치가 '밀착·접착', '흡착'되지 않는 평상시 또는 '밀착·접착', '흡착'시켜도 그 힘이 약한 환자가 개구하면 하악 흡착 총의치가 들뜨는 경우가 있다.

개구 시 하악 흡착 총의치가 들뜨는 원인

개구 시 하악 흡착 총의치가 들뜨는 원인은 다음 2가지를 생각할 수 있다.

① 아랫입술이 의치상 순측 점막 연마면을 후방으로 누른다

개구하면 아랫입술이 후방으로 당겨져 의치상 순측 점막 연마면이 눌리고 의치가 후방으로 이동해 결과적으로 하악 흡착 총의치가 들뜬다. 대다수는 이 요소에 기인한다.

② 구강저 후방부 점막에 눌린다(악설골근선부에 인접한 구강저부 점막)

표 1. 가압측 요인과 수압측 요인

가압측 요인	구륜근의 힘 정도 아랫입술의 위치이동
수압측 요인	하악 전치부 치조제의 형태 Retromolar pad의 형태

치조제가 현저하게 흡수하고 구강저 후방부 점막이 치조제보다 높게 위치하는 증례에서 출현한다. 구강저 점막이 이상하게 증식하는 특징을 보인다. 빈도는 드물다.

이번에는 ①에 관해 임상 예와 함께 자세하게 해설하고 대처법도 소개한다.

아랫입술이 의치상 순측 점막 연마면을 후방으로 누른다

아랫입술이 의치상 순측 점막 연마면 후방으로 눌려 하악 흡착 총의치가 들뜨는 현상은 가압측 요인과 수압측 요인으로 나눠 검토할 필요가 있다(표 1).

가압측 요인에는 개구 시 아랫입술을 후방으로 당기는 '구륜근의 힘 정도'와 하악 전치부 치조제 흡수에 동반하는 '아랫입술의 위치이동'이 있다.

또한 수압측 요인에는 의치의 후방수평이동에 저항하는 '하악 전치부 치조제의 형태'와 의치의 후방수평이동에 저항하는 'retromolar pad 형태'가 있다.

1. 가압측 요인

1) 구륜근의 힘 정도

총의치 교과서나 관련 서적에 '#32~42의 의치상 순측 점막 연마면의 인공치 치경부 부근에 함몰 형태를 만든다'는 내용이 많다(그림 1). 개구하거나 구각을 당길 때 즉 '아-', '이-'하고 입을 벌릴 때 아랫입술이 후방으로 이동한다(그림 2). 이것이 의치를 후방으로 누르는 힘이 되어 탈락으로 이어진다. 이 힘을 피하는 여유를 만들기 위해 미리 함몰된 형태를 부여하는 것이다.

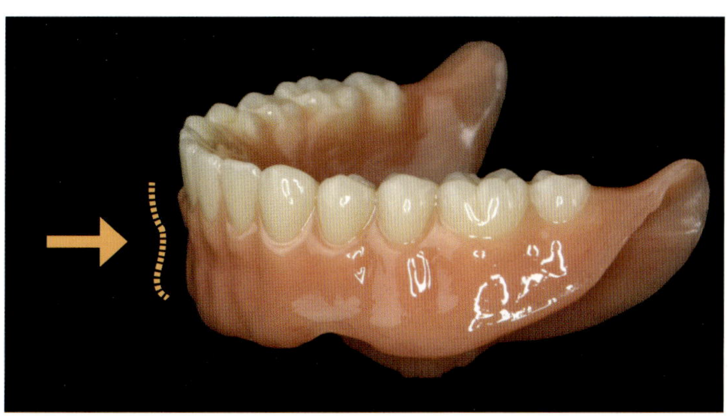

그림 1. #32~42의 치경부에 함몰 형태를 만든다.

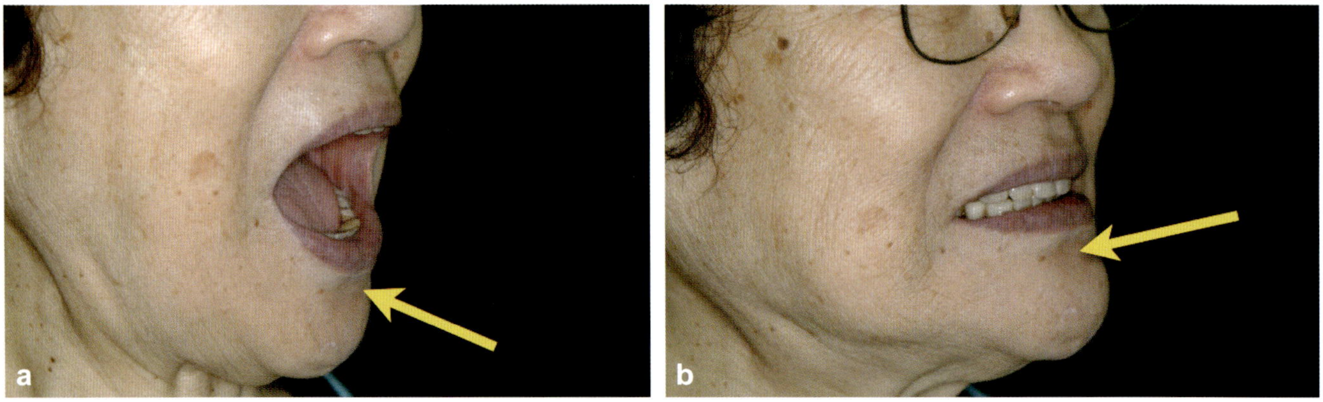

그림 2. '아–', '이–'하고 입을 벌릴 때 아랫입술이 후방으로 이동한다.

그러나 구륜근의 힘이 강한 증례는 아랫입술이 후방으로 강하게 이동하므로 힘이 작용하는 장소를 핀포인트로 탐색해 의치를 누르지 않도록 얇게 삭제해야 한다. 일반적으로 이런 증례는 아랫입술을 손가락으로 잡아당기면 저항감이 있고 입술이 단단하고 두께를 느낄 수 있다.

◉ 증례 1(그림 3~5)

"입을 벌리면 아래 틀니가 빠진다"라고 호소하며 내원한 환자이다(그림 3). 아랫입술을 손가락으로 잡아당겼더니 저항감이 있고 단단하고 두께가 느껴졌다. 따라서 아랫입술이 의치를 후방으로 미는 힘이 강해 하악 총의치가 들뜬다고 진단하였다.

그래서 직선적인 형태였던 의치상 순측 점막 연마면에 함몰 형태를 부여하였다(그림 4). 그러자 개구해도 의치가 들뜨지 않게 되었다(그림 5).

◉ 증례 2(그림 6~9)

평소 구각을 당겨 '이–' 하고 입 모양을 만드는 환자였다(그림 6). 종종 이런 습관이 있는 환자가 내원한다. 새로 제작한 상·하악 총의치를 장착했지만 개구하자 하악 총의치가 들떴다. 구각을 당겨 '이–' 하기 때문에 아랫입술이 후방으로 강하게 이동하고 하악 총의치가 들떴다고 진단하였다.

의치상 순측 점막 연마면에 Fit Checker를 올리고 술자가 의치의 움직임을 억제하기 위해 손가락으로 의치를 하악 치조제에 밀어붙이면서 환자에게 개구를 지시하고 그 상태에서 Fit Checker가 경화되기를 기다렸다.

의치상 순측 점막 연마면에 개구 시 아랫입술이 강하게 접촉하는 곳이 경화된 Fit Checker가 '밀려 나간' 흔적으로 관찰되므로 삭제하였다(그림 7, 8). 이 작업을 하악 총의치가 들뜨지 않을 때까지 반복하였다.

결국 '이–' 하고 입을 벌린 아랫입술과 조화하는 의치상 순측 점막 연마면이 되어 들뜨는 문제를 해결하였다(그림 9).

증례 1

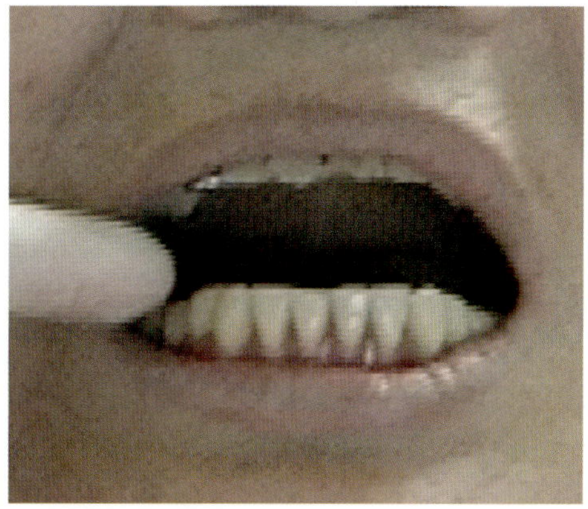

그림 3. 개구하면 하악 총의치가 들뜬다.

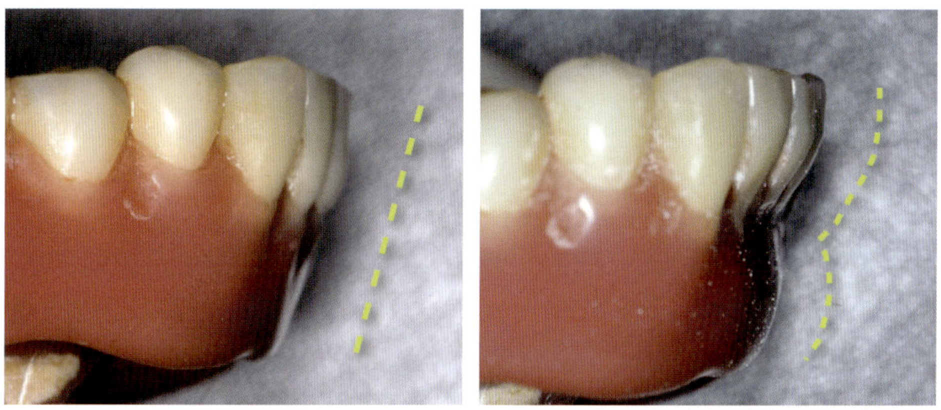

그림 4. #32~42의 치경부에 함몰 형태를 만들어 구륜근의 힘이 의치를 누르지 않도록 한다.

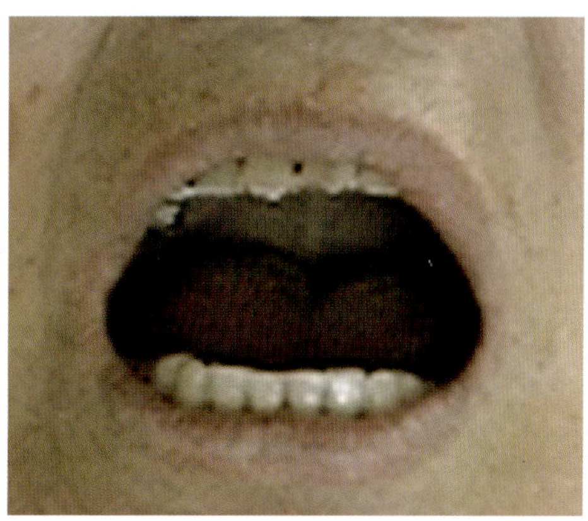

그림 5. 개구해도 하악 총의치가 들뜨지 않는다.

증례 2

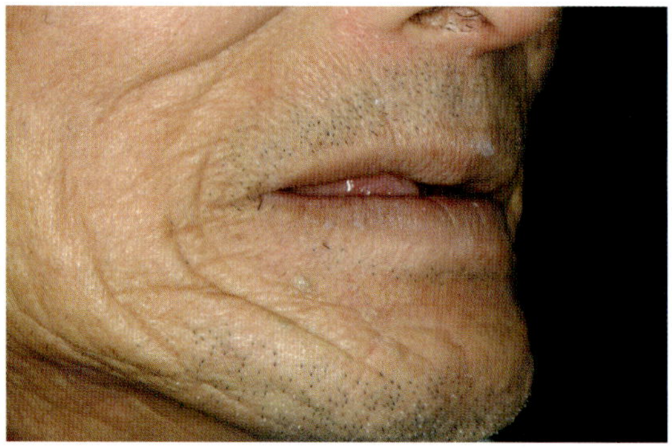

그림 6. 평소 구각을 당겨 '이–' 하는 입 모양을 만든다.

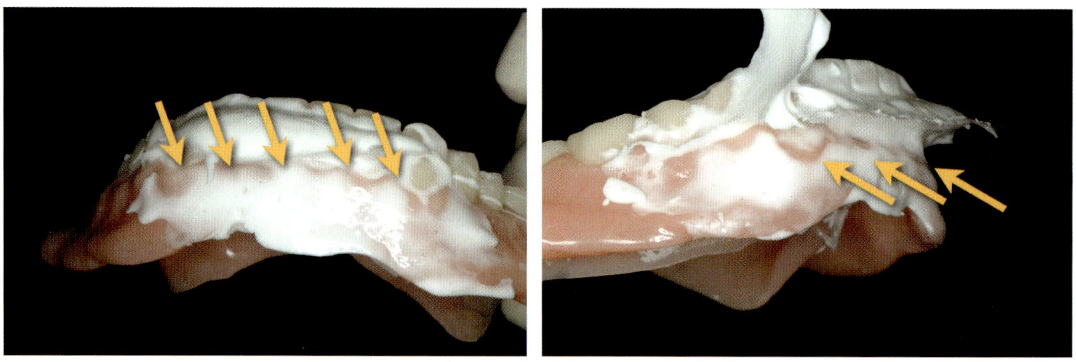

그림 7. 개구 시 의치상 순측 점막 연마면에 아랫입술이 강하게 접촉한 곳에 경화된 Fit Checker가 '밀려 나간' 흔적이 남는다.

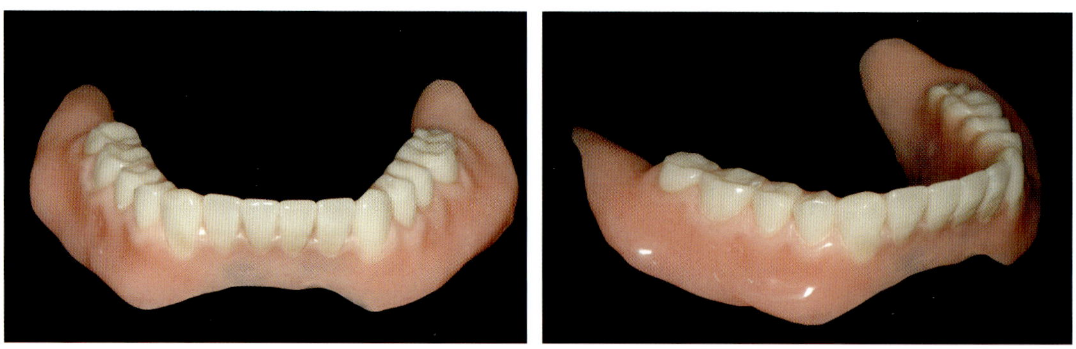

그림 8. 의치가 들뜨지 않을 때까지 아랫입술이 강하게 접촉하는 곳을 삭제하였다.

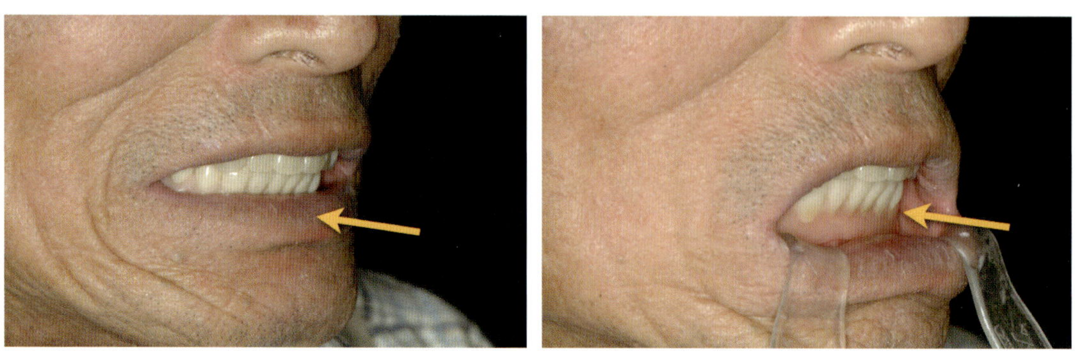

그림 9. '이–' 하는 아랫입술과 조화를 이루는 의치상 순측 점막 연마면이 되었다.

⦿ 증례 3(그림 10, 11)

상·하악의 치조제 형태가 좋은 환자이다. 개구하면 치조제가 위아랫입술을 누르고, 입술이 펴져서 반짝일 정도로 얇아졌다. 구륜근이 강한 증례이다(그림 10).

증례 2처럼 Fit Checker를 사용해 아랫입술이 강하게 접촉하는 곳을 하악 총의치가 들뜨지 않을 때까지 얇게 조정하였다(그림 11).

⦿ 증례 4(그림 12~14)

개구하면 상악 총의치가 탈락하고 하악 총의치가 들뜨는 증례이다. 위아랫입술을 손가락으로 당기면 저항감이 있고 단단하고 두께가 느껴졌다. Fit Checker로 윗입술과 아랫입술의 접촉을 확인했더니 의치상 순측 점막 연마면에는 없고, 상·하악 전치 인공치 부분에서 '밀려 나간' 흔적을 확인할 수 있었다(그림 12).

그래서 하악 총의치를 맡아 교합기에 부착해 전치부 인공치를 삭제하고 새로운 인공치를 설측에 다시 배열하였다(그림 13). 그러자 상악 총의치가 탈락하지 않고 하악 총의치가 들뜨지 않았다.

이 환자는 초진 시 전치부로만 교합했고, 환자가 희망해 상·하 치아를 발치하고 총의치를 제작한 배경이 있다(그림 14). 따라서 치아가 있었을 때 전치교합 습관이 남아 의치를 장착한 초기에도 전치교합이 사라지지 않았고, 하악 전치 인공치가 상악 전치 인공치를 밀어 올렸다. 그 결과 상악 총의치의 구개 후연이 떠서 상·하 전치 인공치를 교환하기 전에 상악 총의치의 점막면을 이장한 적이 있다.

본 증례처럼 전치 인공치부에 입술 힘이 작용하는 경우 힘이 작용하는 인공치 부분을 삭제하는데, 심미를 훼손한다면 인공치를 교환해야 한다.

2) 아랫입술의 위치이동

하악 전치부 치조제 흡수가 심각하면 기질적 변화에 동반해 아랫입술의 위치가 이동한다. 즉 설측 방향으로 아랫입술이 이동한다(그림 15). 총의치를 제작할 때 전치부의 인공치 배열은 '심미'를 우선한다. 적절한 lip support로 입주변 심미를 회복하는 것이다.

그러나 아랫입술이 극도로 후방으로 이동한 증례는 위치를 감안해 인공치를 배열해야 한다(그림 16). 그렇지 않으면 아랫입술이 의치상 순측 점막 연마면을 눌러 의치가 후방으로 이동하고 들뜨기 때문이다.

2. 수압측 요인

1) 하악 전치부 치조제의 형태

아랫입술이 눌러 그로 인해 의치가 후방수평이동하는 것에 저항하는 것이 하악 전치부 치조제이다(그림 17).

증례 3

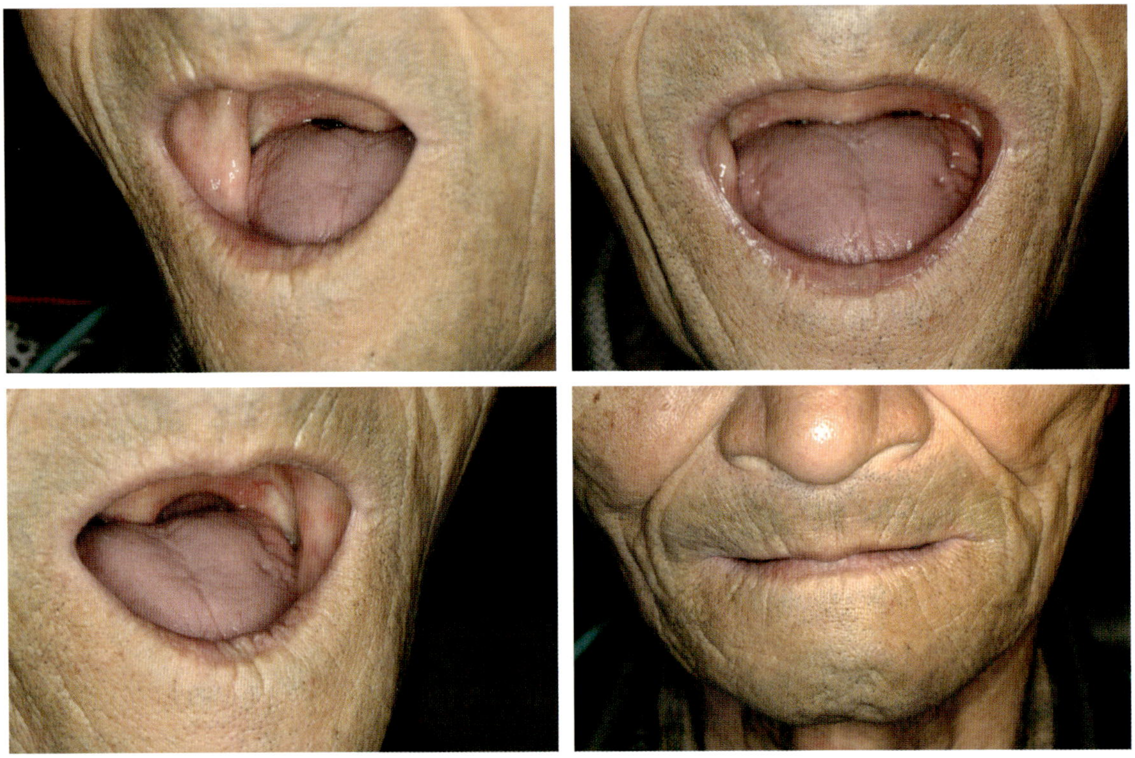

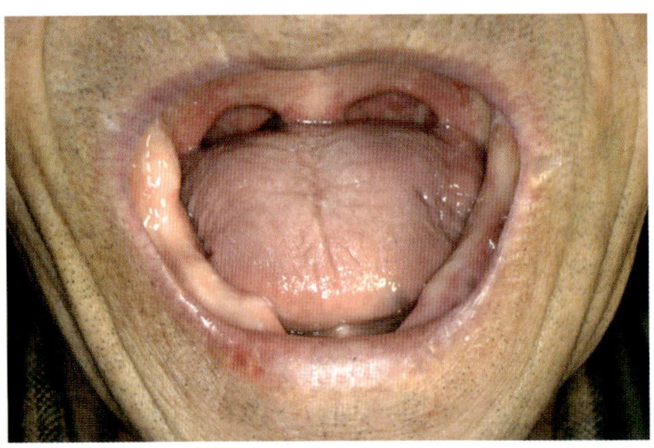

그림 10. 개구하면 치조제가 위아랫입술을 누르고, 입술이 펴져서 반짝일 정도로 얇아졌다. 구륜근이 현저하게 강한 증례이다.

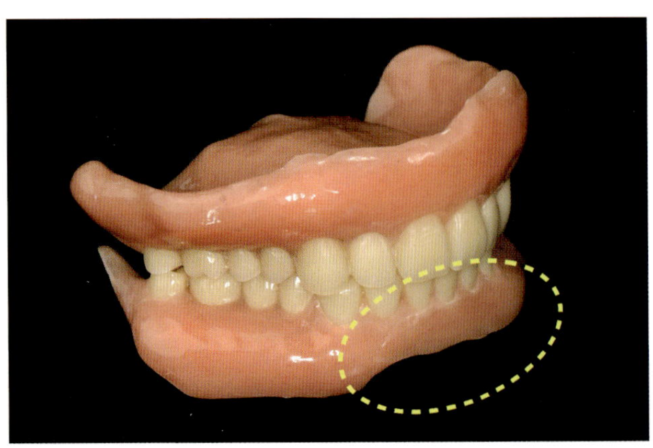

그림 11. Fit Checker로 아랫입술이 강하게 접촉하는 곳을 찾고 의치상을 삭제해 조정하였다. 개구해도 하악 총의치가 들뜨지 않았다.

증례 4

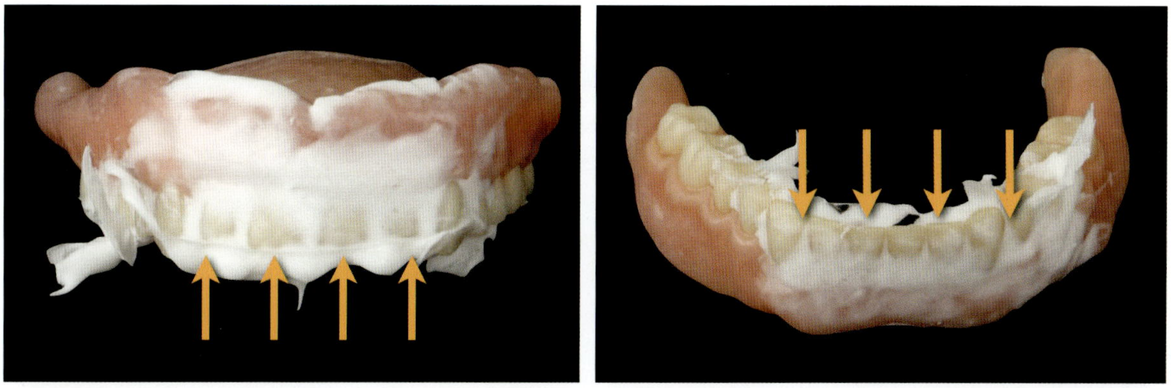

그림 12. Fit Checker로 윗입술과 아랫입술의 접촉을 확인하자 상·하악 전치 인공치 부분에 '밀려 나간' 흔적이 드러났다.

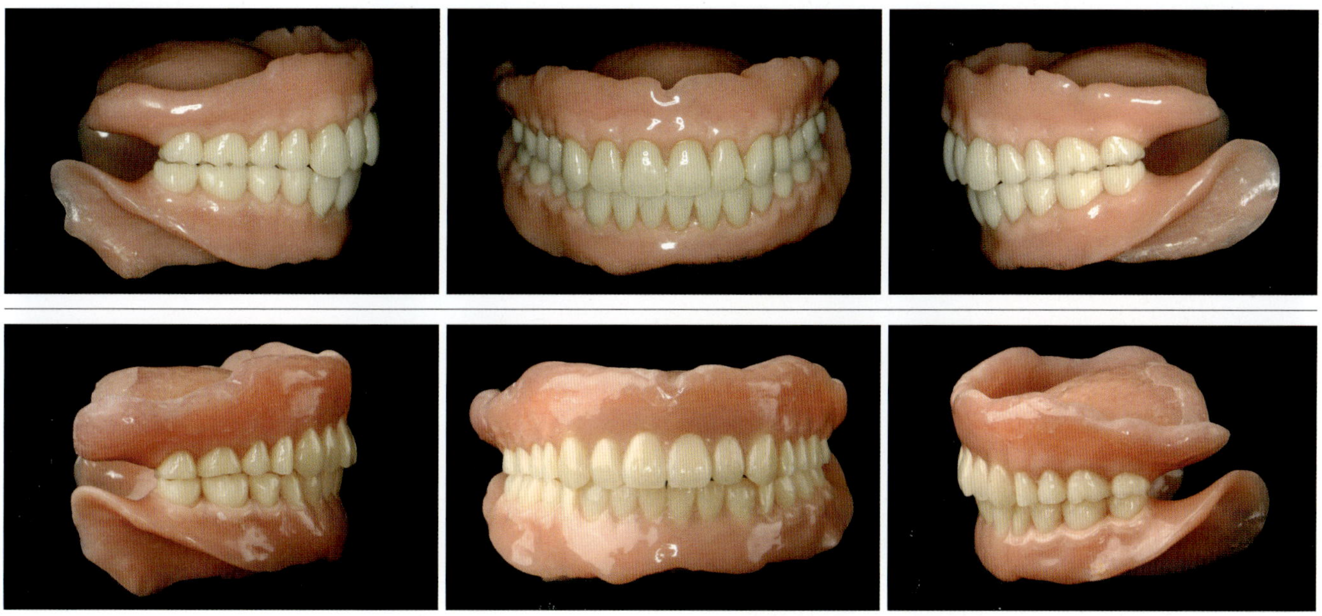

그림 13. 술전(상단)과 술후(하단) 상·하악 총의치. 상·하악 총의치를 맡아 교합기에 부착하고 전치 인공치를 삭제해 새로운 인공치를 설측에 다시 배열하였다. 개구해도 하악 총의치가 들뜨지 않았다.

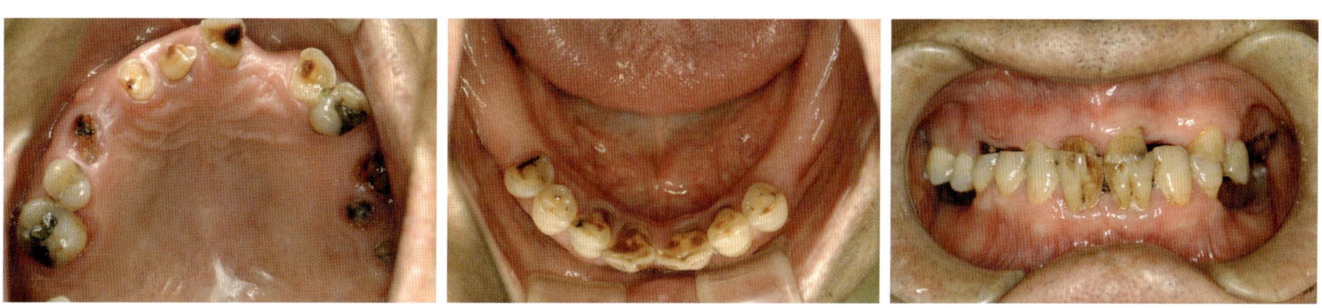

그림 14. 초진 시 구강 내 사진.

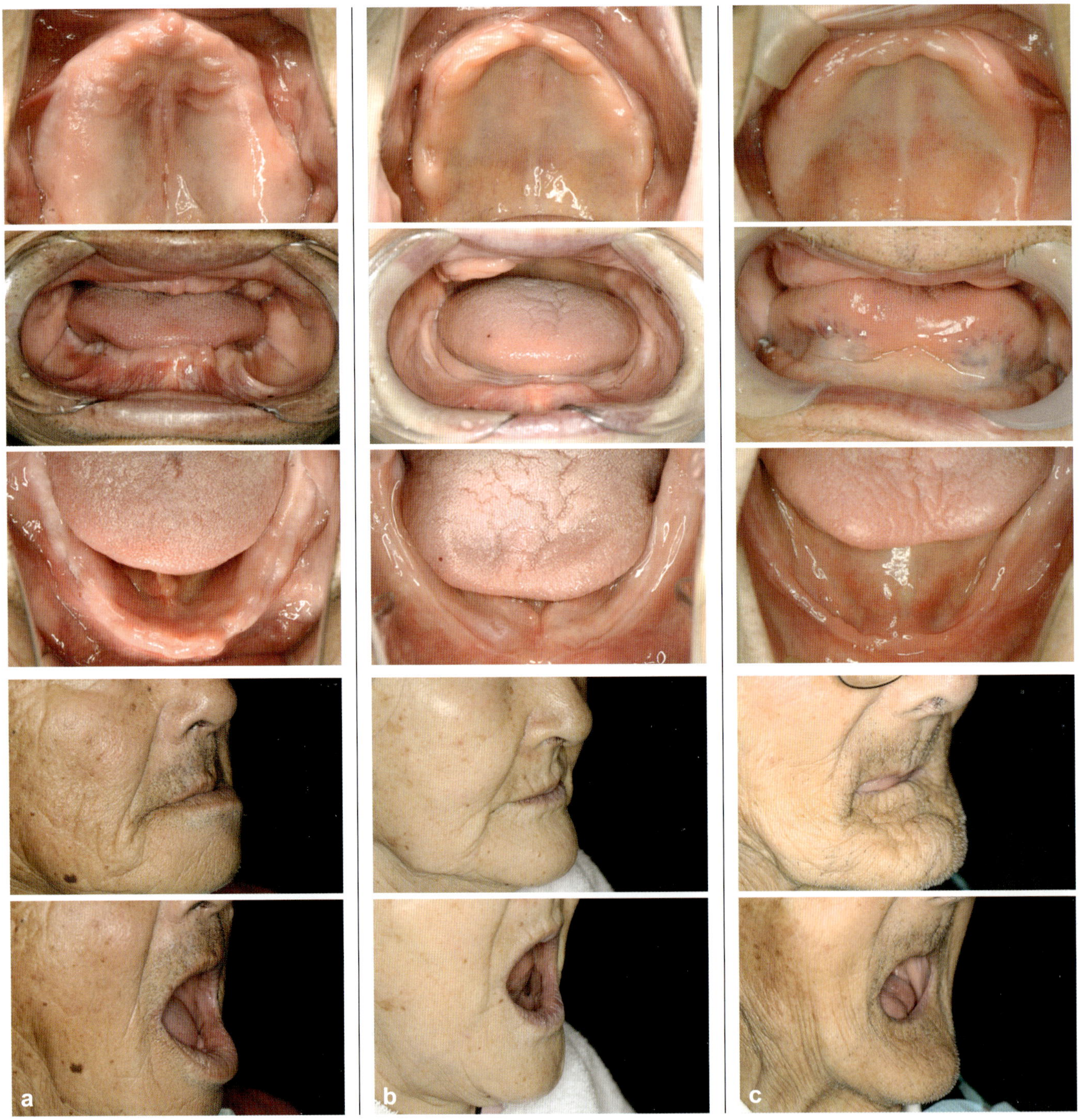

그림 15. a: 아랫입술의 위치이동이 적은 증례. b: 아랫입술의 위치이동이 중등도인 증례, c: 아랫입술의 위치이동이 많은 증례.

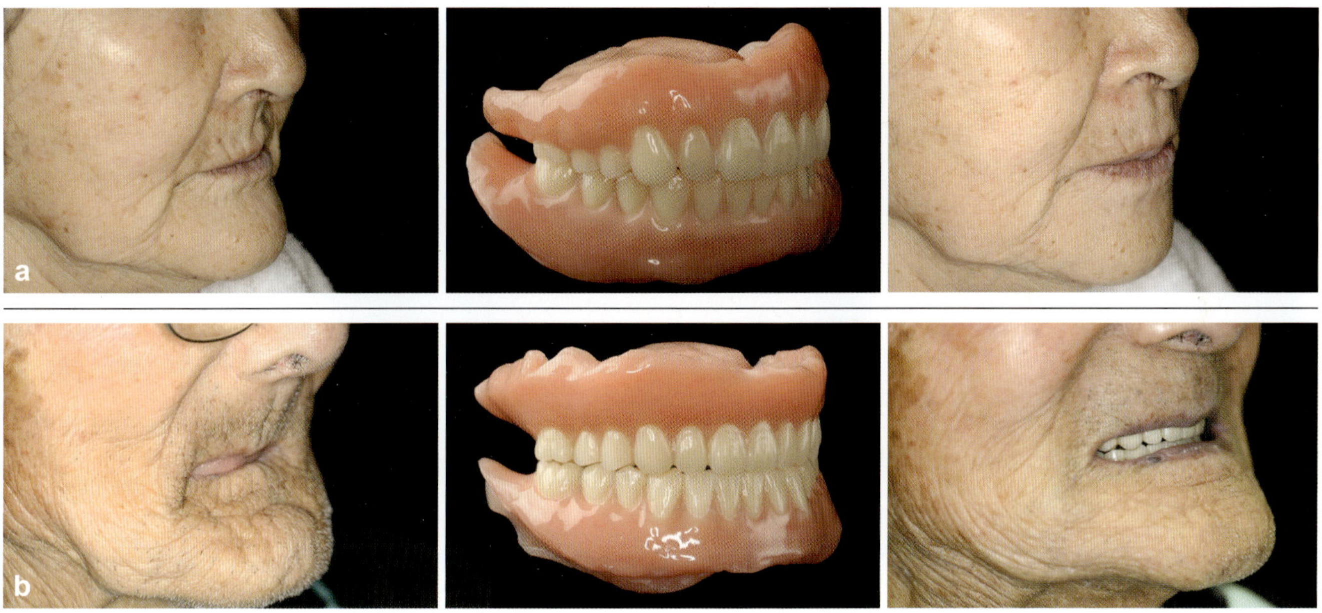

그림 16. 보통 전치부 인공치 배열은 '심미'를 우선한다. 적절한 lip support로 입주변 심미를 회복시키는 것이다(**a**). 그러나 아랫입술이 극도로 후방으로 이동한 증례는 그 위치에 맞춰 인공치를 배열해야 의치가 들뜨지 않는다(**b**).

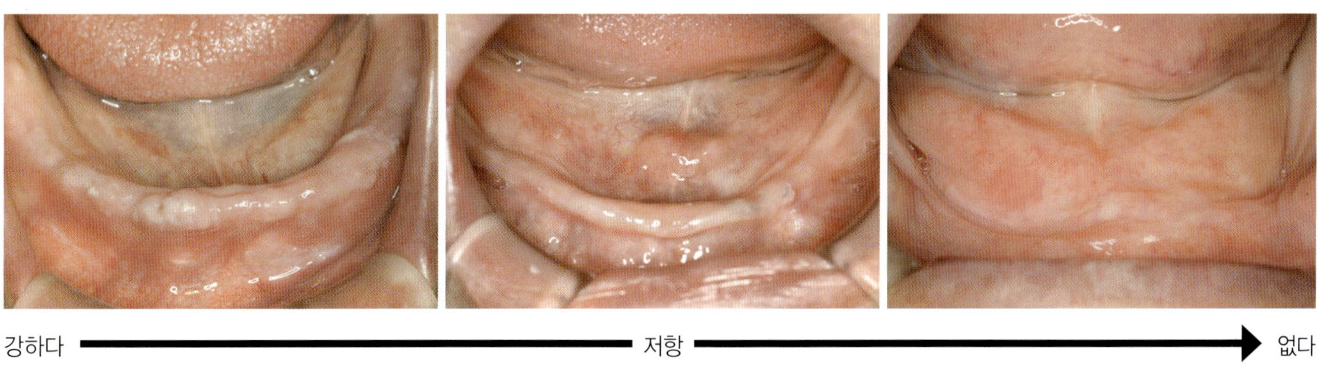

그림 17. 아랫입술이 밀어 의치가 후방 수평이동하는 것에 저항하는 것이 하악 전치부 치조제다.

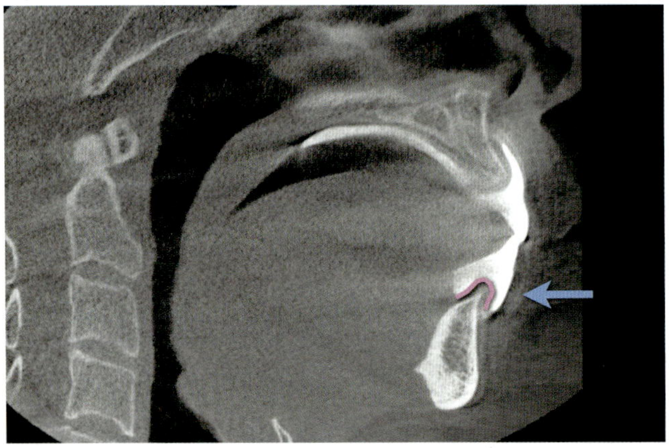

그림 18. 하악 전치부 치조제가 높이가 있는 산처럼 생기면 아랫입술이 미는 힘에 저항한다.

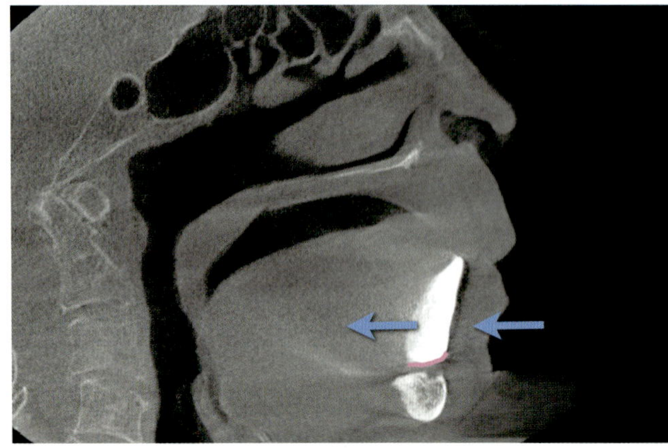

그림 19. 하악 전치부 치조제가 흡수되면 아랫입술이 미는 힘에 저항하지 못해 의치가 쉽게 들뜬다.

하악 전치부 치조제가 높이가 있는 산처럼 생기면 아랫입술이 미는 힘에 저항할 수 있다(그림 18). 그러나 하악 전치부 치조제가 흡수되면 아랫입술이 미는 힘에 저항하지 못해 의치가 쉽게 들뜬다(그림 19). 물론 하악 전치부 치조골이 흡수하고 점막의 비후 및 점막하조직의 섬유성 증식인 flabby gum도 저항하기 힘들다.

2) Retromolar pad 형태

하악 전치부 치조제를 상실하면 retromolar pad는 의치의 후방 수평이동에 저항하는 마지막 보루가 된다(그림 20). Retromolar pad는 치조제의 흡수가 진행되면 수평압에 저항하듯이 일어선 형태로 변형되는 경우도 있어 저항이 약하기는 하지만 이용할 수 있다(그림 21).

마지막 보루인 retromolar pad가 흡수되면 개구했을 때 쉽게 들뜨는 불안정한 의치가 되어 초고도로 까다로운 증례가 된다.

3. 가압측 요인과 수압측 요인의 관계

수압측 요인인 치조제 형태가 양호해도 가압측 요인인 구륜근의 힘이 강한 증례는 주의가 필요하다(표 2).

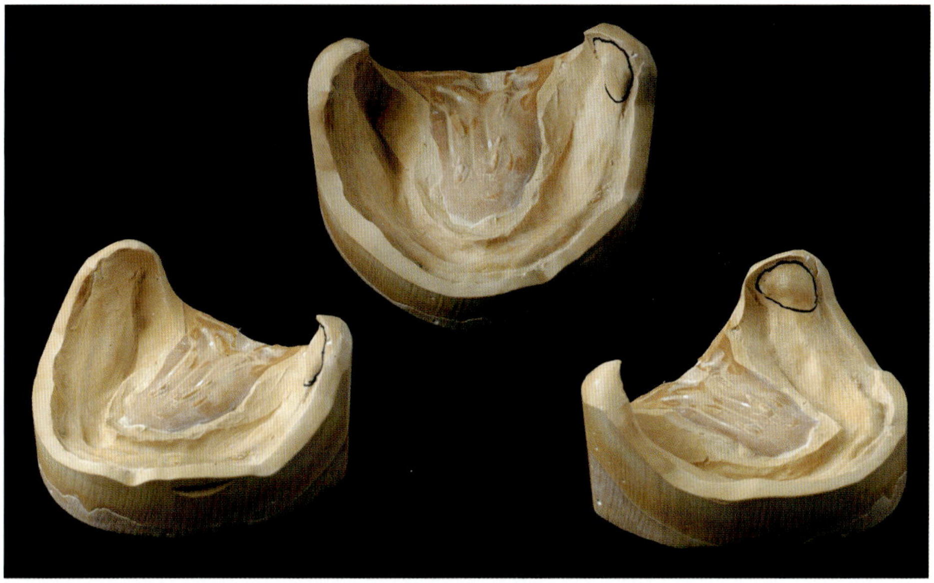

그림 20. 좌측 retromolar pad는 의치의 후방수평이동의 저항원으로 이용할 수 있다. 우측 retromolar pad는 무너져 저항원으로 이용할 수 없다.

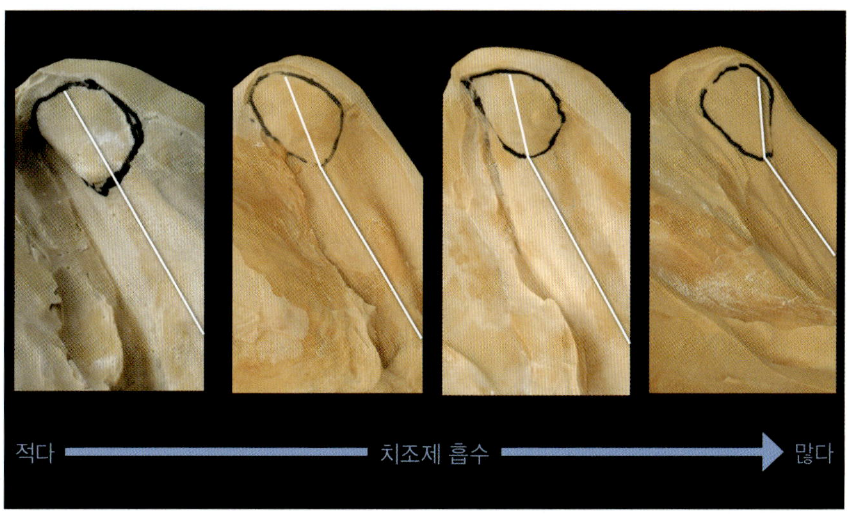

그림 21. 치조제 흡수가 진행되면 retromolar pad는 수평압에 저항하듯이 일어선 형태로 변한다.

표 2. 수압측 요인인 치조제 형태가 양호해도 가압측 요인인 구륜근의 힘이 강한 증례는 주의가 필요하다

수압측 요인 \ 가압측 요인	작다	중간	크다
작다	○	주의!	주의!
중간	○	○	주의!
크다	○	○	주의!

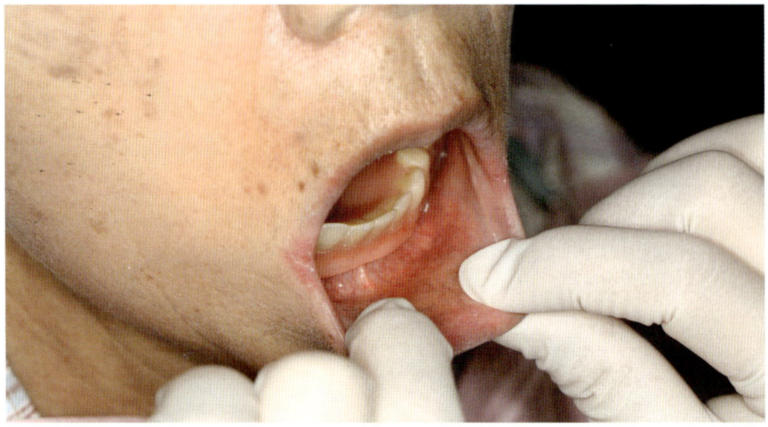

그림 22. 술자가 환자의 아랫입술을 양손으로 잡아당긴 상태에서 환자에게 개구를 지시한다. 이 상태에서 하악 총의치가 들뜨지 않고, 술자가 아랫입술에서 손을 떼고 환자에게 개구를 지시했을 때 들뜬다면 아랫입술이 후방으로 미는 힘이 원인이라고 특정할 수 있다.

4. 하악 총의치가 들뜨는 원인이 '아랫입술의 미는 힘'인지 확인하는 방법

술자가 환자의 아랫입술을 양손으로 잡아당기고 그 상태에서 환자에게 개구를 지시한다(그림 22). 이 상태에서는 하악 총의치가 들뜨지 않고, 술자가 아랫입술에서 손을 떼고 환자에게 개구를 지시했을 때 들뜬다면 아랫입술이 후방으로 미는 힘이 원인이다. 상악 총의치의 탈락도 같은 방법으로 확인할 수 있다.

5. 제작과정 중에 발견이 어려운 '아랫입술의 미는 힘'

인공치를 배열하고 시적할 때 아랫입술의 미는 힘을 꼼꼼하게 확인하는 것이 중요하다. 그러나 놓치는 경우가 많다. 시적할 때 환자도 입술의 힘을 빼고 조심스럽게 개·폐구하기 때문이다. 완성의치를 장착했을 때도 그렇고, 사용하는 동안 하악 총의치가 들뜨는 예가 많다. 시적의치상 자체의 안정성이 떨어지는 경우도 많아 발견이 쉽지 않다.

Cool Japan

1999년 아베 지로(阿部二郎)가 세계 최초로 '하악 총의치의 흡착 메커니즘'에 관한 이론을 발표한 이래, 이 기법은 다양한 매체에 소개되었다. 그 후 18년의 세월이 흘러 일본은 물론 세계로 확산되었다. 아베 지로(阿部二郎)가 이 이론을 정리한 책이 4개국 언어로 번역 출판되었고, 필자의 "What is Suction Denture?"와 "This is Suction Denture!"도 한국어판이 발간되었다. 이것은 일본에서 발신하는 '콘텐츠'이고 영국, 호주, 캐나다, 중국, 한국에서 주목하는 'Cool Japan'이다.

그러나 흡착인상법으로 제작한 하악 총의치 중에 개구하면 들뜨는 증례가 있다. 그래서 이번에 그 원인과 대책에 대해 소개하였다. 독자가 진료실에서 무치악 환자에게 웃음을 선사할 수 있기를 기대한다.

【참고문헌】

1）阿部二郎：誰にでもできる下顎総義歯の吸着．ヒョーロン・パブリッシャーズ．東京，2004.
2）阿部二郎：阿部二郎の総義歯難症例　誰もが知りたい臨床の真実．医歯薬出版，東京，2013.
3）佐藤勝史：What is Suction Denture?．デンタルダイヤモンド社，東京，2014.

3. 하악 흡착 총의치를 위한 교합채득

① Centric Tray를 이용한 간이교합채득법

相澤正之 (Masayuki Aizawa)

더블아치 인상법

임상에서는 일반적으로 정밀인상 후에 교합채득용 wax rim을 제작한다. 그러나 wax rim을 구강에 삽입하면 크게 틀어지거나 전혀 교합하지 않는 증례가 실제로 존재한다. Wax rim을 조정하는 데 소비하는 시간은 술자에게 커다란 스트레스이고, 왁스 오물을 청소하는 일은 불필요한 일이기 때문에 직원들은 싫은 내색을 할 것이다(그림 1). 처음부터 잘 적합하는 wax rim을 제작할 수 없을까 하는 고민을 독자 여러분도 했을 것이다.

또한 치료 횟수를 줄임과 동시에 환자에게 기능적 폐구인상을 실천하게 할 목적에서 개인트레이 대신 wax rim을 사용해 교합채득 직후에 정밀인상을 채득하는 방법이 인기가 있다(그림 2)[1].

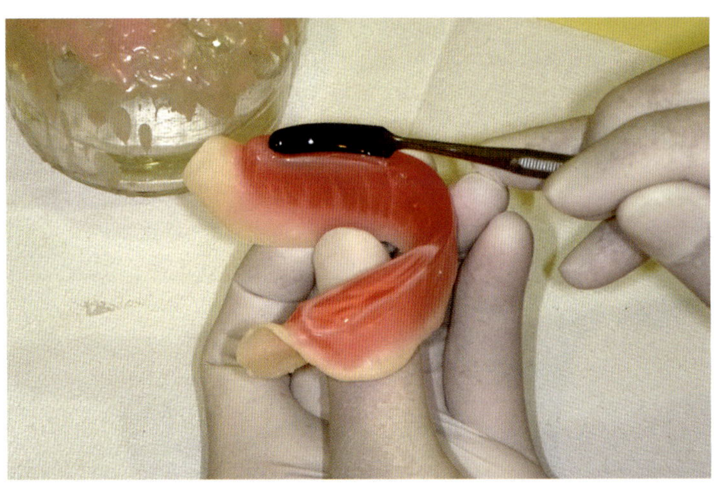

그림 1. Wax rim 조정량이 많을수록 적절한 교합채득에 대해 기술적, 재료적인 문제가 관여한다.

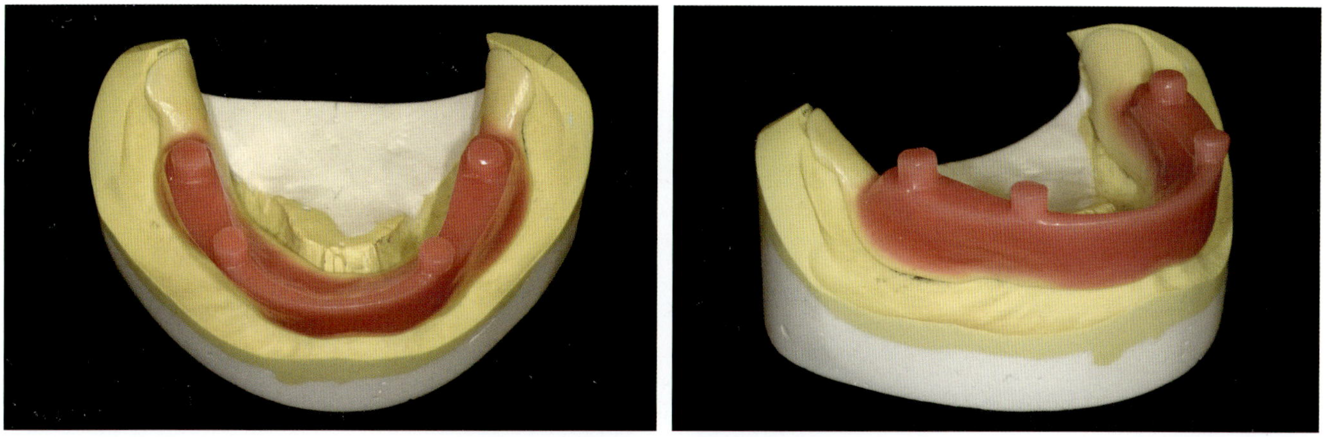

그림 2. 표준값을 고려해 제작한 wax rim이 있는 개인트레이.

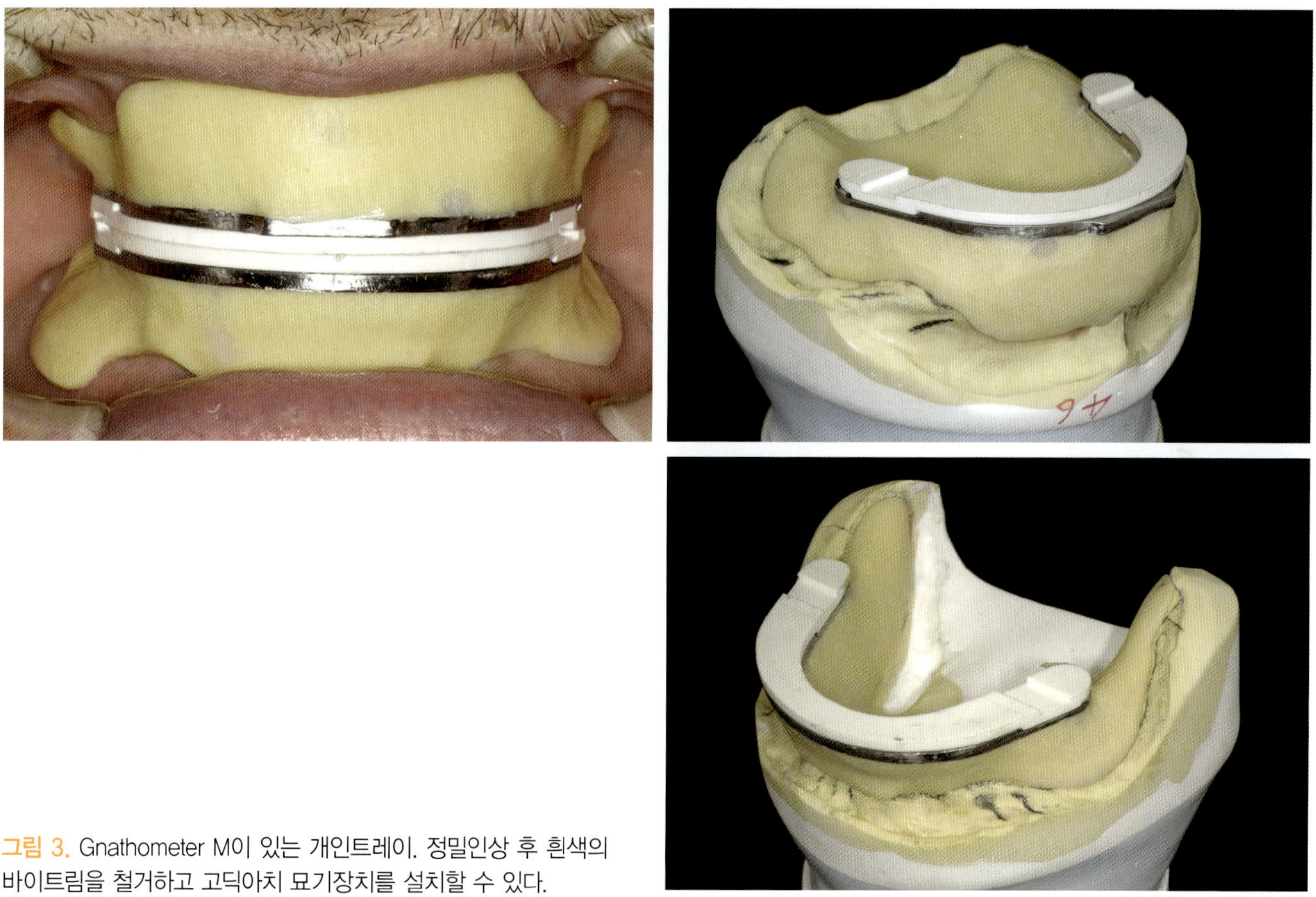

그림 3. Gnathometer M이 있는 개인트레이. 정밀인상 후 흰색의 바이트림을 철거하고 고딕아치 묘기장치를 설치할 수 있다.

특히 BPS(생체기능적 보철 시스템) 의치제작법은 개인트레이에 Gnathometer M이라는 정밀 인상 직후에 고딕아치를 그릴 수 있는 장치를 조합하여 수준 높은 인상과 교합을 채득할 수 있다(그림 3).

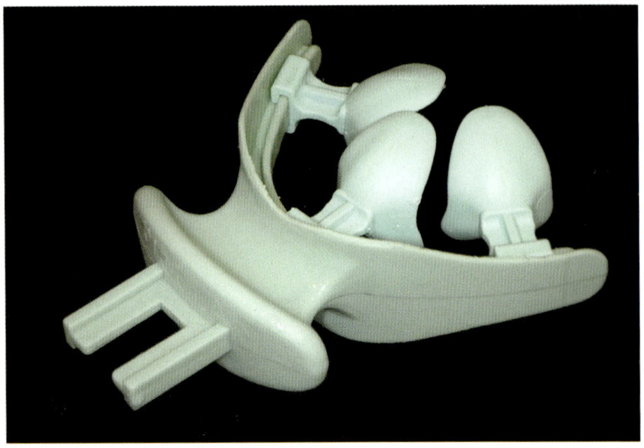

그림 4. Centric Tray(Ivoclar Vivadent).

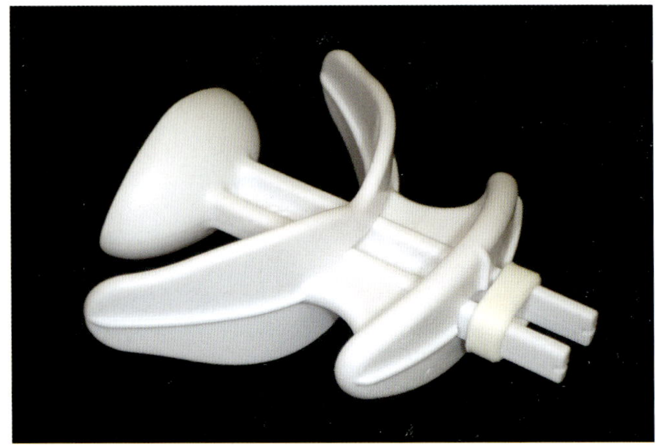

그림 5. Bite Tray(GC).

앞에 소개한 방법들은 무치악교합상의 조정시간을 얼마나 단축하는가가 최대 문제이고, 이 문제를 해결하는 것이 예비인상과 같은 날에 채득하는 더블아치 인상법이다. 이 방법은 상·하악 인상을 한 덩어리로 채득하고 이것을 상·하악 예비인상 모형에 끼운 상태에서 교합기에 부착해 정밀인상용 트레이를 제작한다.

더블아치 인상법이 가능한 제품은 Centric Tray(Ivoclar Vivadent)(그림 4)와 Bite Tray(GC)(그림 5)다.

Centric Tray는 상·하 무치악뿐 아니라 다수치결손에도 사용되는데 Bite Tray는 재택 환자의 교합채득을 위해 개발되었다.

이번에는 인상재 유지가 좋은 Centric Tray를 사용한 BPS의 더블아치 인상법을 소개한다.

Centric Tray의 구성

Centric Tray는 본체(lip support + retaining track)와 무치악 인상용 유지핀이 되는 supporting wing, 부분결손용 유지핀이 되는 regular support로 구성되고(그림 6) 132℃에서 15분간 건조과정 없이 오토클레이브 멸균이 가능하다.

간이교합채득에서 정밀한 교합채득으로

더블아치 인상은 간이교합채득이지 최종 교합채득이 아니다. 따라서 정밀하게 채득하려고 하지 말고 가벼운 마음으로 임상에 응용하는 것이 요령이다. 또한 정밀한 교합채득은 최종인상 후에 진행한다(그림 7).

최종인상 후에 적절한 교합고경과 정확한 수평적 악위를 결정하는 것은 매우 중요하다. 왜냐하

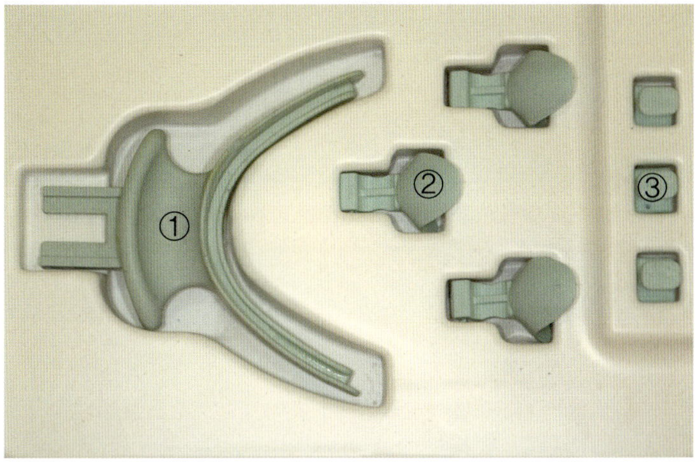

그림 6. Centric Tray의 구성. ① Centric Tray 본체, ② Supporting wing, ③ Regular support.

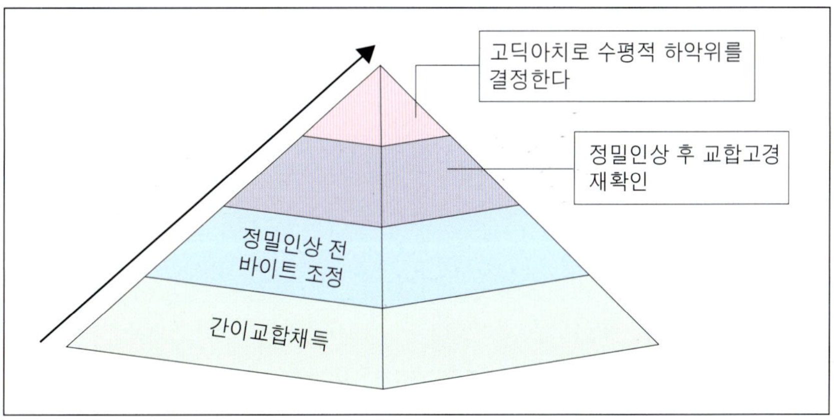

그림 7. 총의치를 제작할 때 교합을 단계적으로 결정하는 것이 중요하다.

면 의치 환자의 만족도를 높이기 위해서는 상·하악의 적절한 악간관계를 채득해야 하고[2], 하악 총의치의 흡착(의치상 전체 둘레의 봉쇄)을 유지하기 위해서도 절대적으로 필요하기 때문이다[3]. 의치 교합이 틀어져 의치상 변연부에 공기가 유입되는 길을 만들면 어렵게 달성한 봉쇄가 파괴된다.

더블아치 인상체가 예비인상 모형에 정말로 적합할까?

그런 의문을 갖는 치과의사가 적지 않다고 생각한다. 결론부터 말하면 '적합한다'이다. 이 사실은 필자가 BPS 인정의를 취득했을 때 충격을 받고 깨달은 진실이다.

교합기에 부착한 일례를 그림 8~10에 소개한다. 모형 변연에 접촉하는 과잉 인상부를 칼로 삭제해서 하악은 치조제 임의의 3점 이상, 상악은 치조제의 3점과 구개 부분을 맞추면 모형을 인상면에 더 정확하게 적합시킬 수 있다.

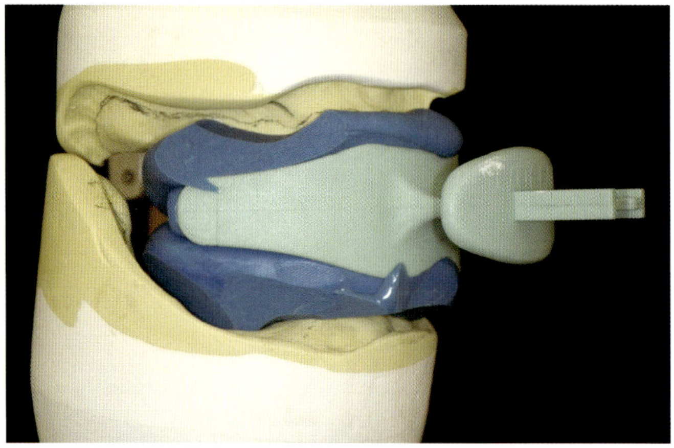

그림 8. Centric Tray와 함께 부착한 모형.

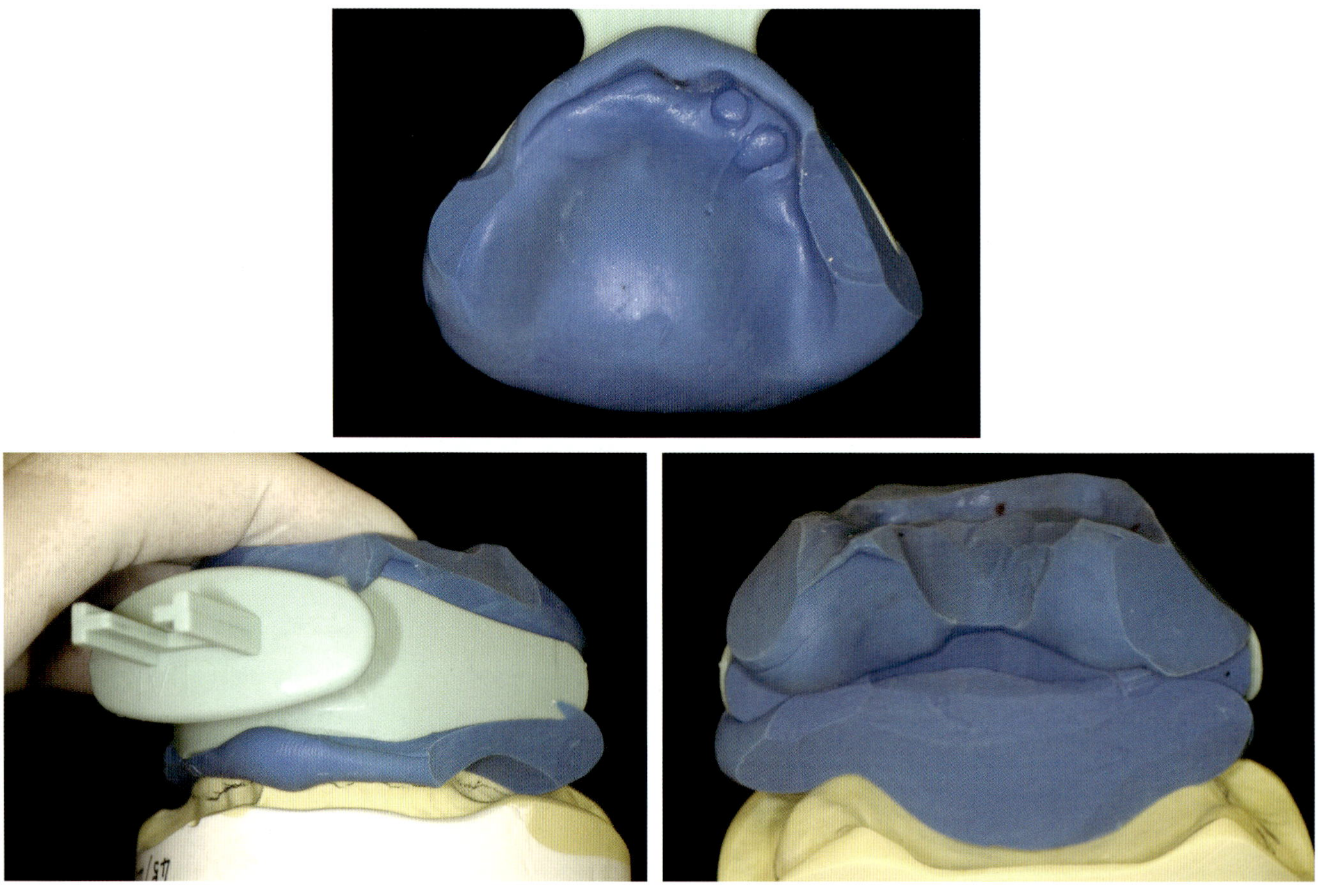

그림 9. 수정한 상악 인상면과 모형의 적합상태. 후방에서 관찰하면 구개부에 정확하게 적합하는 상황을 확인할 수 있다.

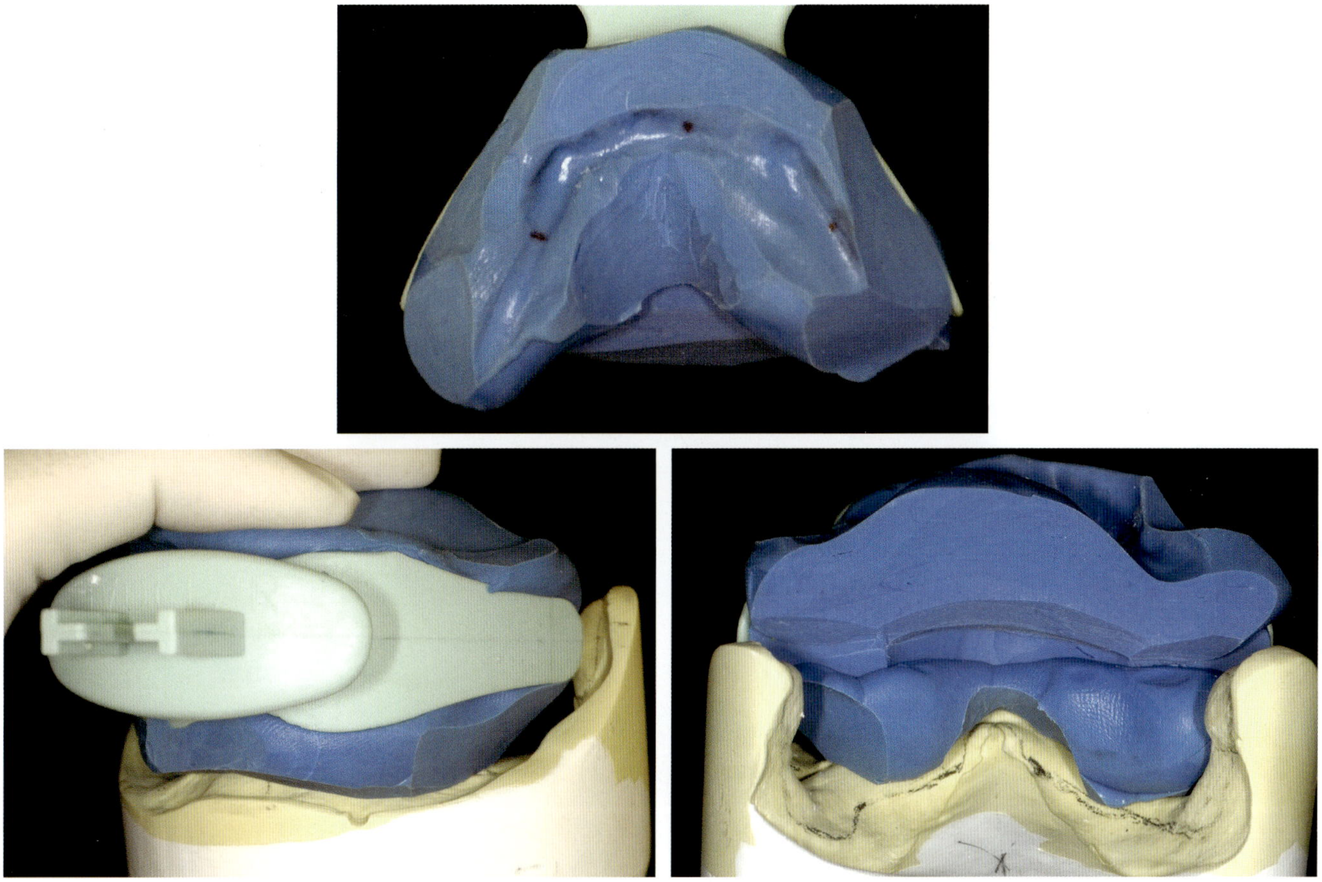

그림 10. 하악은 상악보다 과잉부 삭제 등 인상면 수정이 필요한 부위가 많지만 모형에 정확하게 적합시킬 수 있다.

임시 교합고경의 결정

교합고경을 결정하는 방법은 다양한데 필자는 주로 예전 의치의 교합고경을 고려하면서 쓰보네(坪根)식 바이트게이지를 사용한 Willis법(그림 11)과 Air-Blow법[4]을 조합해 결정한다.

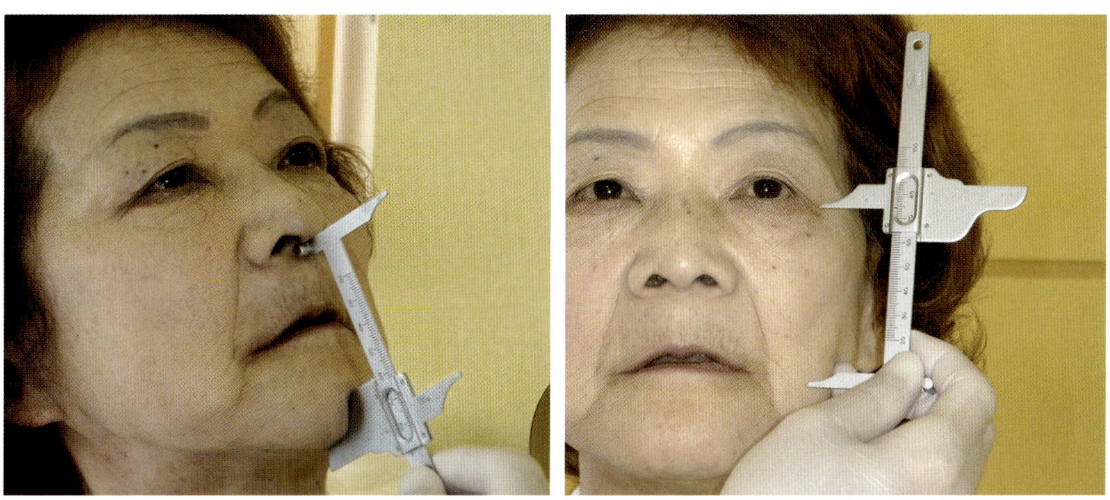

그림 11. 쓰보네(坪根)식 바이트게이지를 사용한 Willis법으로 교합고경을 계측한다.

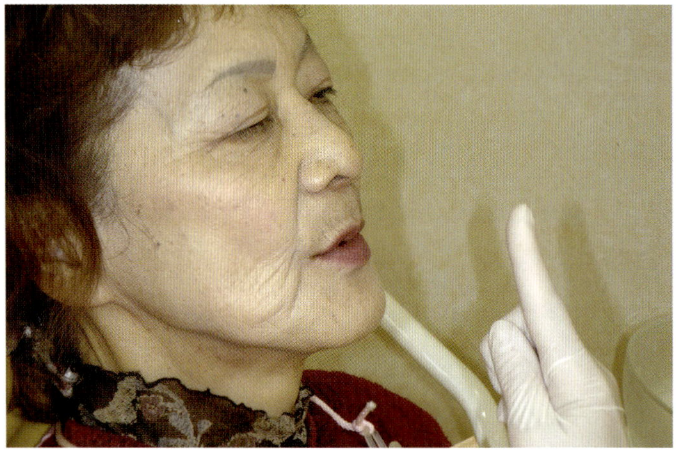

그림 12. Air-Blow법의 실제. 술자의 손가락 위치에 양초가 있다고 생각하고 촛불에 입김을 분다는 느낌으로 숨을 뱉는다.

Air-Blow법은 환자의 얼굴에서 약 15cm 떨어진 곳에 검지를 세우고 "이 손가락의 위치에 양초가 있다고 생각하세요. 촛불에 입김을 불듯이 숨을 뱉으세요"라고 환자에게 지시하는데, 입술이 젖어있는 상태에서 숨을 뱉게 한다(그림 12). 이때의 교합고경에서 3~4mm 뺀 값을 교합고경 값으로 사용한다. 교합고경을 결정한 후 환자의 코와 턱에 표시하고 값을 계측한다.

Centric Tray를 사용한 교합채득

교합고경을 결정한 후 교합채득에 들어간다. Centric Tray 본체에 무치악 인상용 지지핀인 supporting wing을, 그림 4처럼 3개 붙여 준비한다.

환자의 자세와 두위는 진료의자에 앉혀 인상을 채득할 때와 같아도 된다.

사용하는 재료는 알지네이트 인상재 또는 실리콘 인상재 퍼티 타입인데 필자는 경화 후 시간 경과에 따른 체적변화, 모형을 부착할 때 인상재의 탄성을 고려해 실리콘 인상재 'Virtual'(Ivoclar Vivadent) 퍼티 타입을 사용한다(그림 13). 그러나 광범위한 flabby gum을 가진 증례는 알지네이트 인상재를 사용한다.

Centric Tray를 사용하는 일반 교합채득 술식을 소개한다(그림 14~18).

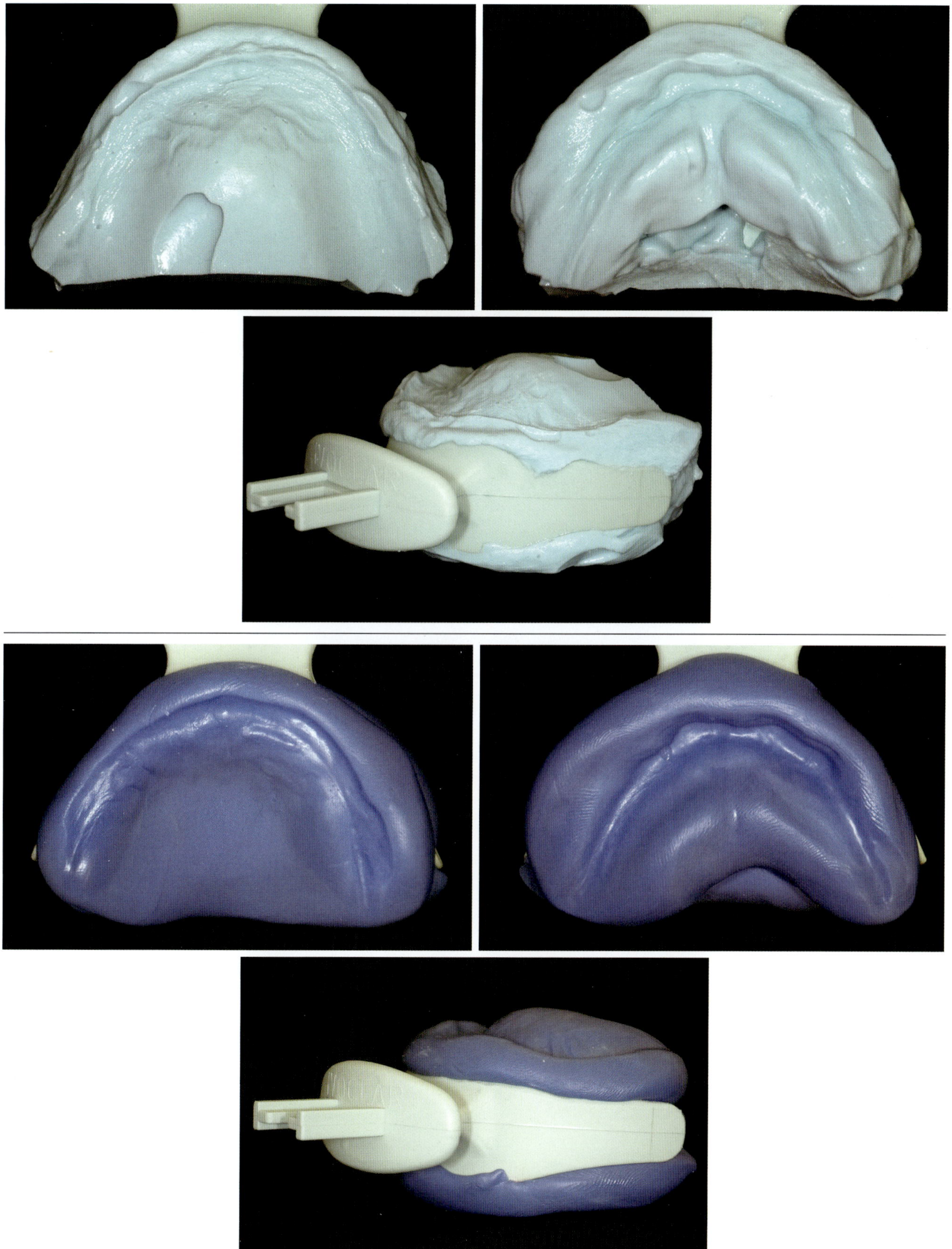

그림 13. 상단은 알지네이트, 하단은 실리콘 퍼티 타입을 사용해 교합을 채득한 상태이다. 동일한 환자의 상·하 인상면이다.

⊙ Centric Tray를 사용하는 일반 교합채득 술식

(1) 퍼티를 개고 하악은 막대 모양, 상악은 반원 모양으로 축성해 구강 내에 삽입한다. 지지핀의 긴 쪽이 상악측에 온다(그림 14).

(2) 하악 치조제나 상악 치조제 한쪽에 압접한다. 어디를 압접하든 상관없지만 술자가 압접하기 편한 쪽을 선택한다. 필자는 정면에서 진료위치를 취하므로 하악 치조제에 압접한 후 오른손 엄지와 검지로 Centric Tray 본체를 잡고 중지와 약지 측면으로 하악골 하연을 지지해 고정한다. 우측 후방에서 진료위치를 취할 때는 상악 치조제에 압접한 후 왼손 바닥으로 환자의 얼굴을 가리듯이 하고 왼손 엄지와 검지로 Centric Tray 본체를 유지한다. Class Ⅱ 증례는 상악 치조제에 압접하고, Class Ⅲ 증례는 하악 치조제에 압접하는 것이 Centric Tray의 전후적 위치설정이 쉽다.

(3) 하악 치조제에 압접한 경우는 왼손 엄지와 검지로 윗입술을 바깥쪽으로 젖힌다. 또한 상악 치조제에 압접한 경우는 오른손 엄지로 아랫입술을 바깥쪽으로 젖힌다. 그 상태에서 가볍게 구치로 씹도록 지시한다(그림 15, 16). 그 후 입술로 손잡이 부분을 물고 정지한다.

(4) 결정한 교합고경값까지 "1mm 더 무세요"처럼 세세하게 지시하면서 물게 한 후 마지막에 연하를 지시한다. 그 상태를 유지시킨다(그림 17).

(5) 경화를 확인한 후 Centric Tray를 철거하고 오류가 없었는지 확인한다.

(6) 오류가 없다면 다시 환자에게 교합을 채득한 Centric Tray를 씹게 하고 본체 손잡이 부분에 퍼티를 올려 경화 전에 안면 정중, 양쪽 동공선에 평행한 선을 기록한다(그림 18).

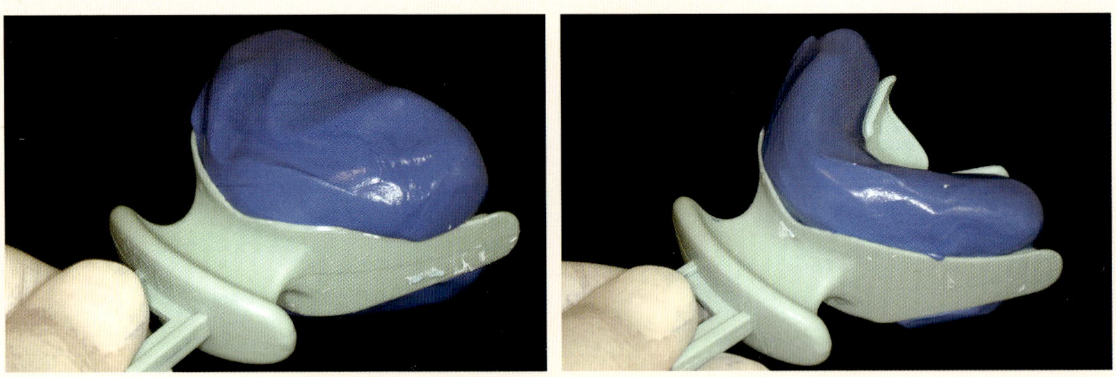

그림 14. 구강에 삽입하기 전. 위·아래에 퍼티를 축성한 상태.

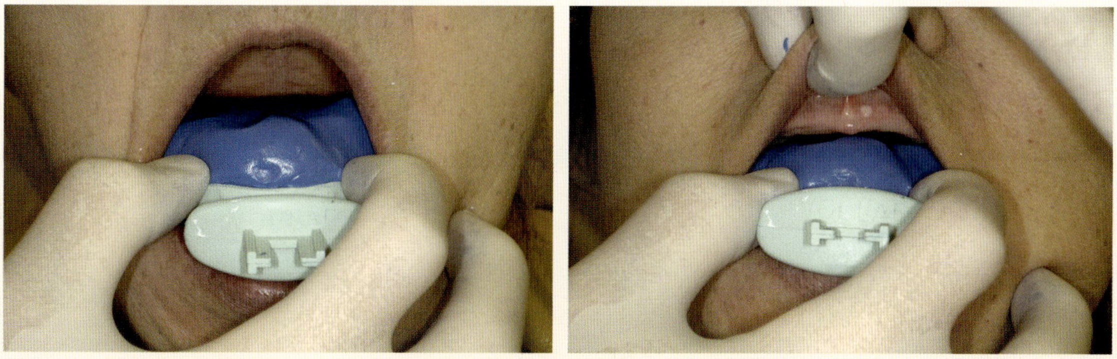

그림 15. 하악에 압접한 경우는 윗입술을 배제하면서 가볍게 물도록 지시한다.

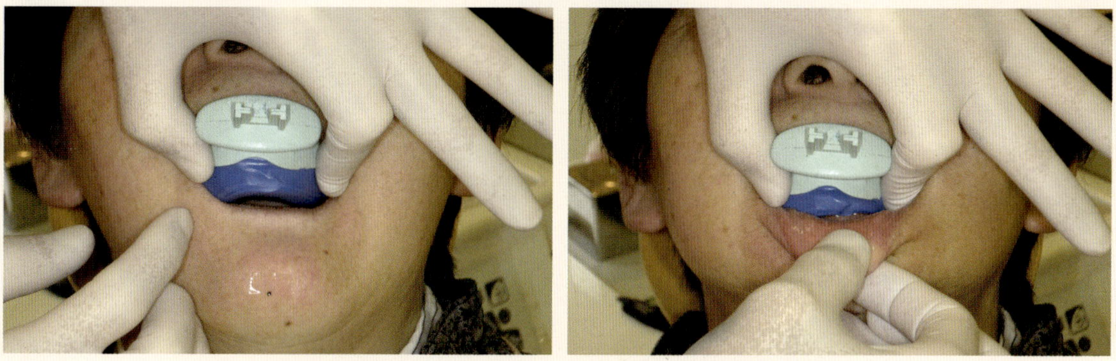

그림 16. 상악에 압접한 경우는 아랫입술을 배제하면서 가볍게 물도록 지시한다.

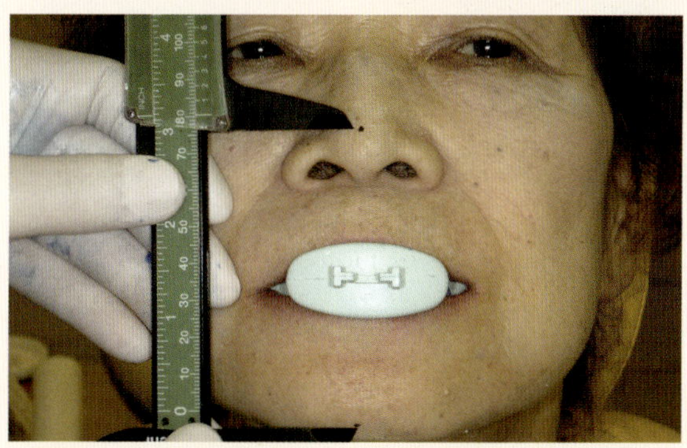

그림 17. 설정한 교합고경값까지 물게 한 후 연하를 지시하고 경화를 기다린다.

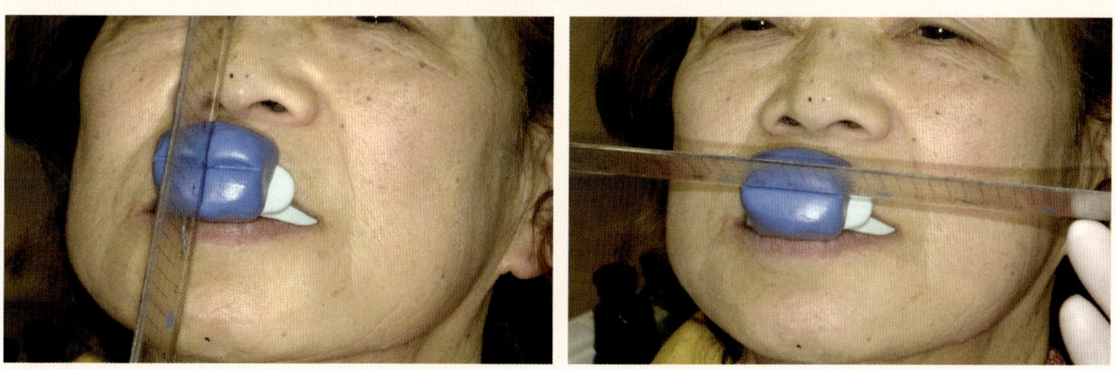

그림 18. 손잡이 부분의 퍼티에 안면 정중과 양쪽 동공선에 평행한 선을 기록한다. 교합기에 부착할 때 귀중한 정보가 된다.

악위의 오류 수정이 즐거운 센터 플레이트법

채득한 인상체의 과잉부를 제거한 후 다시 구강에 끼워 같은 곳을 씹는지 악위를 확인한다. 만약 악위에 큰 오류가 있었다면 교합을 다시 채득한다. 그때 일반 인상법의 경우 모든 퍼티를 제거하고 처음부터 재제작하는 경우가 많은데, 퍼티 사용량과 진료시간을 생각하면 큰 낭비다.

그래서 필자는 무치악 인상용 지지핀을 사용하지 않는 센터 플레이트법을 권장한다.

먼저 본체에 부분결손용 지지핀인 regular support를 2개 연결한다. 이 부분에 본체와 공간이 생기지 않고 핀을 감출 정도로 충분한 양의 퍼티를 축성하고 완전히 경화시킨다(그림 19). 접착제를 사용하지 않고 플레이트 위아래에 퍼티를 축성하여(그림 20) 앞에 소개한 방법으로 교합을 채득한다(그림 21).

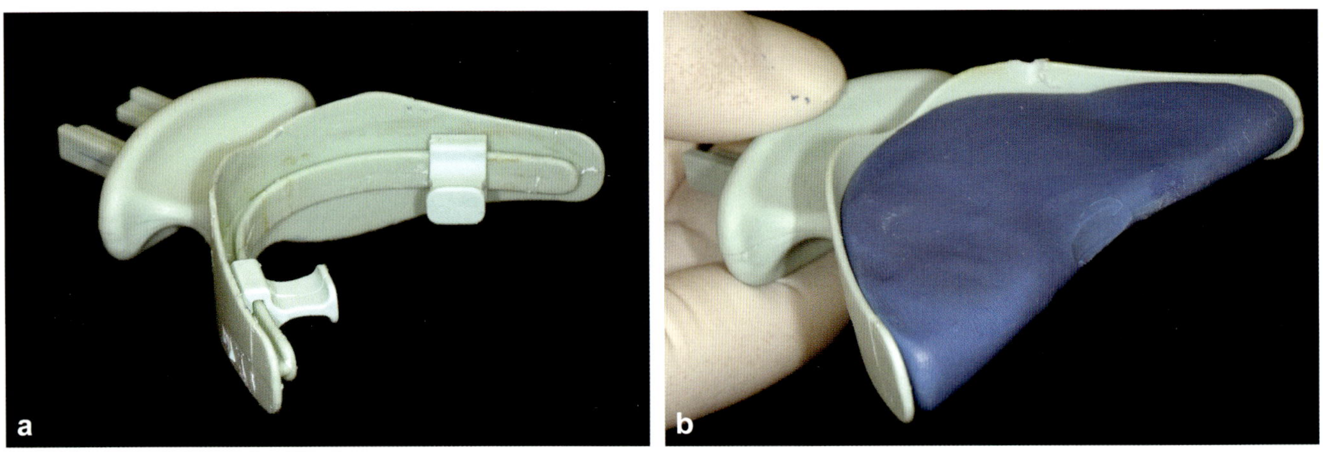

그림 19. Centric Tray 본체에 regular support 2개를 연결한 상태(a). Regular support를 감출 정도의 두께로 퍼티를 사용해 센터 플레이트를 제작한다(b).

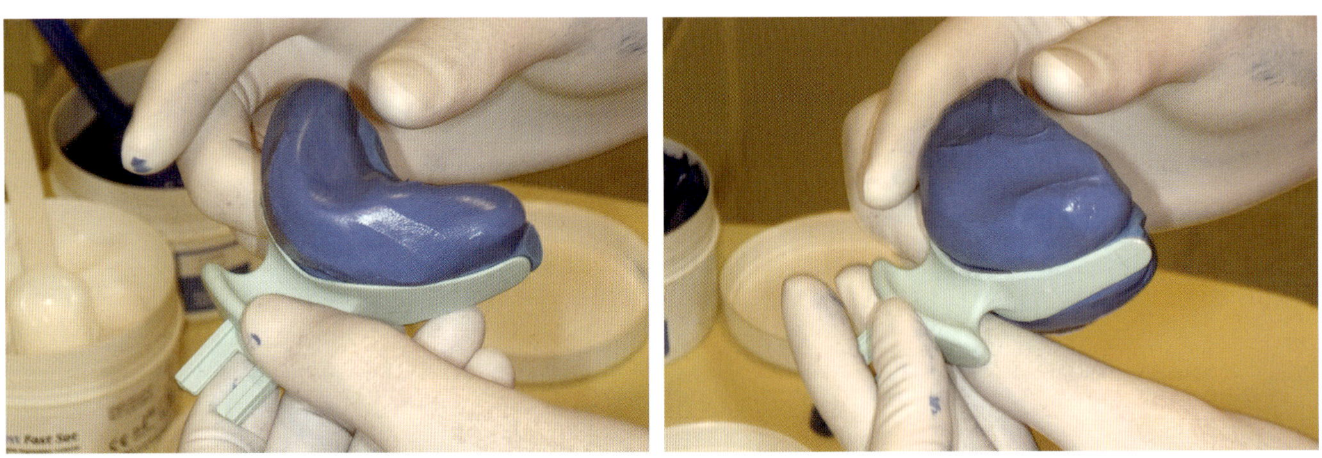

그림 20. 센터 플레이트 위아래에 퍼티를 축성한다. 접착제는 필요 없다.

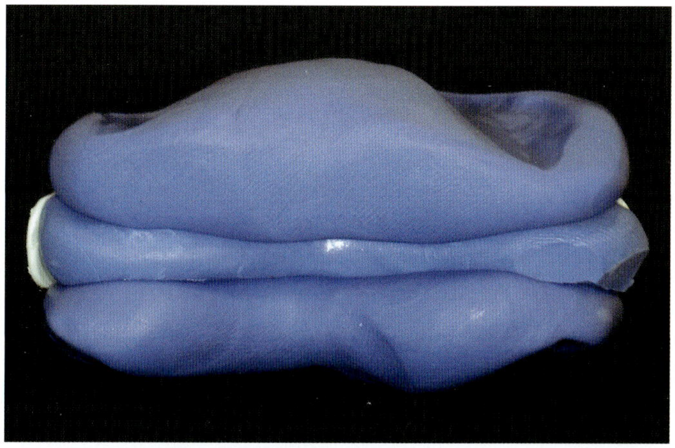

그림 21. 센터 플레이트법으로 교합을 채득한 Centric Tray의 후방면.

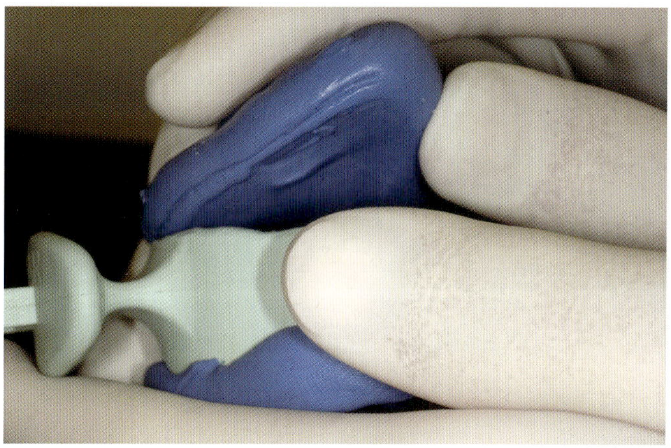

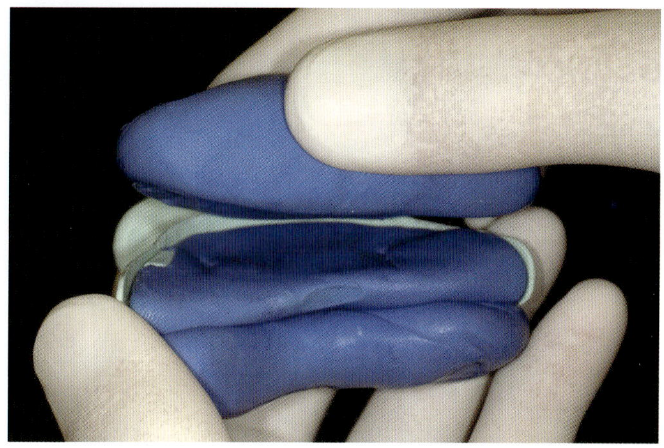

그림 22. 힘을 주어 젖히면 한쪽만 쉽게 떨어진다. 떨어진 측에만 퍼티를 축성하고 교합을 다시 채득한다.

교합채득 후 악위에 오류가 있었다면 구강 내에 쉽게 안정하는 쪽은 그대로 남기고 반대측 인상면의 퍼티만 제거한다. 힘을 주어 젖히면 퍼티가 쉽게 떨어진다(그림 22). 떨어진 면에 다시 퍼티를 축성하고 교합을 채득한다. 악위에 오류가 있었을 때 센터 플레이트법을 사용하면 수정이 편리해 필자는 모든 증례에 이 방법을 이용한다.

인상면의 오류 수정

악위에 문제가 없지만 인상면이 선명하지 않거나 모형을 부착하기 위해 수정이 필요한 경우가 있다. 이 문제는 특히 상악에 압접해 교합을 채득했거나 치조제 흡수가 심한 증례에 많은데, 하악의 인상면이 흐릿하면 이후 모형 부착에 문제가 발생한다. 이런 경우에는 교합채득을 종료한 Centric Tray를 문제가 없는 인상면에 압접하고 인상을 수정하려는 측 치조제에 실리콘 인상재를 직접 주입해 깨물게 하면 해결할 수 있다(그림 23). 이때 접착제는 필요 없다.

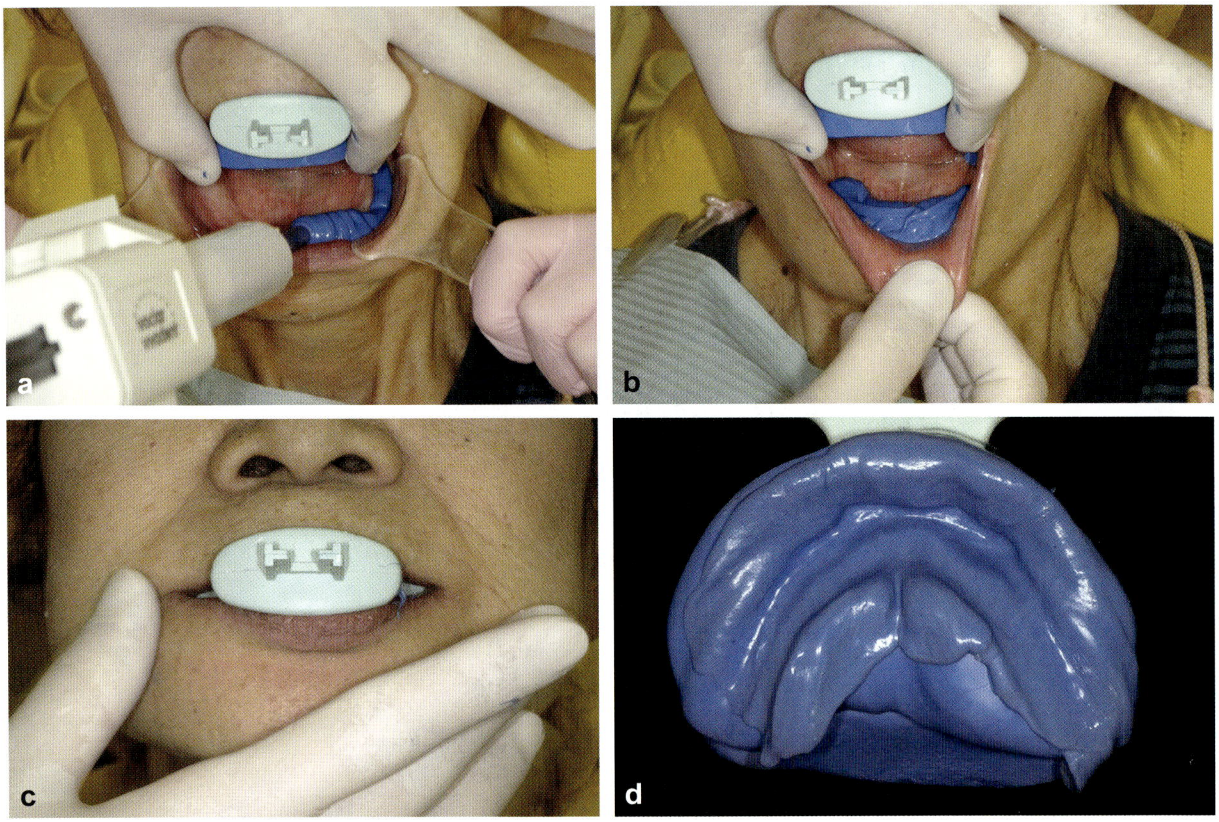

그림 23. 하악 인상면 수정. 교합채득을 종료한 Centric Tray를 상악에 압접한 상태에서 하악 치조제에 Virtual Monophase를 주입(**a, b**)하고 깨물게 한다(**c**). 인상면이 선명해졌다(**d**).

이미 손에 익은 방법을 변경하는 것에 거부감을 느끼는 분이 많이 계실 것이다. 당연한 일이다. 필자도 컴파운드 인상에서 BPS로 교체하는 데 몇 년 동안 갈등을 경험하였다. 독자 여러분도 이번에 소개한 간이교합채득법을 임상에 도입해 유효성을 경험해 보기 바란다.

【참고문헌】

1）佐藤勝史：What is Suction Denture?. デンタルダイヤモンド社，東京，2014.
2）Fenlon MR, Sherriff M: An investigation of factors influencing patients' satisfaction with new complete dentures using structural equation modeling. J Dent 2008; 36（6）: 427–434.
3）阿部二郎：誰にでもできる下顎総義歯の吸着．ヒョーロン・パブリッシャーズ，東京，2004.
4）阿部二郎，小久保京子，佐藤幸司：4-STEP で完成下顎吸着義歯と BPS パーフェクトマニュアル．ヒョーロン・パブリッシャーズ，東京，2004.

3. 하악 흡착 총의치를 위한 교합채득

② 고딕아치(Go-A)

山崎史晃 (Fumiaki Yamazaki)

총의치의 교합채득

교합채득의 목적은 재현성 있는 환자의 악간관계를 기록하고 교합기 상에 전사하는 데 있다. Fenlon은 환자 만족도에 가장 큰 영향을 미치는 요인이 재현성 있는 악위라고 보고하였다. 교합채득에 오류가 있어 환자가 자연스러운 교두감합위를 취하지 못한 경우 교합 시 위화감과 교합간섭으로 인해 의치가 동요하고 동통을 유발해, 하악 의치가 흡착하더라도 환자는 새로운 의치에 만족하지 못한다.

한편 무치악자의 교합채득은 유치악자보다 어렵다. 대부분의 무치악자는 치아상실·치조제 흡수에 동반해 교합저위·변위와 턱관절의 변형을 보이고, 저작기능도 부정한 상태이다. 게다가 동요하지 않는 치아라는 기준을 사용해 악위를 검사할 수 있는 유치악자에 비해 부드러운 치조제 점막 위에서 움직이는 교합상을 사용해 검사해야 하기 때문에 더 어려울 수밖에 없다. 따라서 불확정적인 요소가 많은 무치악 증례는 한 번에 이상적인 교합채득을 하려고 하지 말고, 일단 재현성이 있는 악위를 구해 여러 검사를 토대로 확인하는 것이 더 효과적이다.

이번에는 간단하고 임상에 도입하기 쉬운 고딕아치 묘기장치인 BPS[Biofunctional Prosthetic System(Ivoclar Vivadent)](그림 1)의 Gnathometer M의 장점과 사용법을 소개한다.

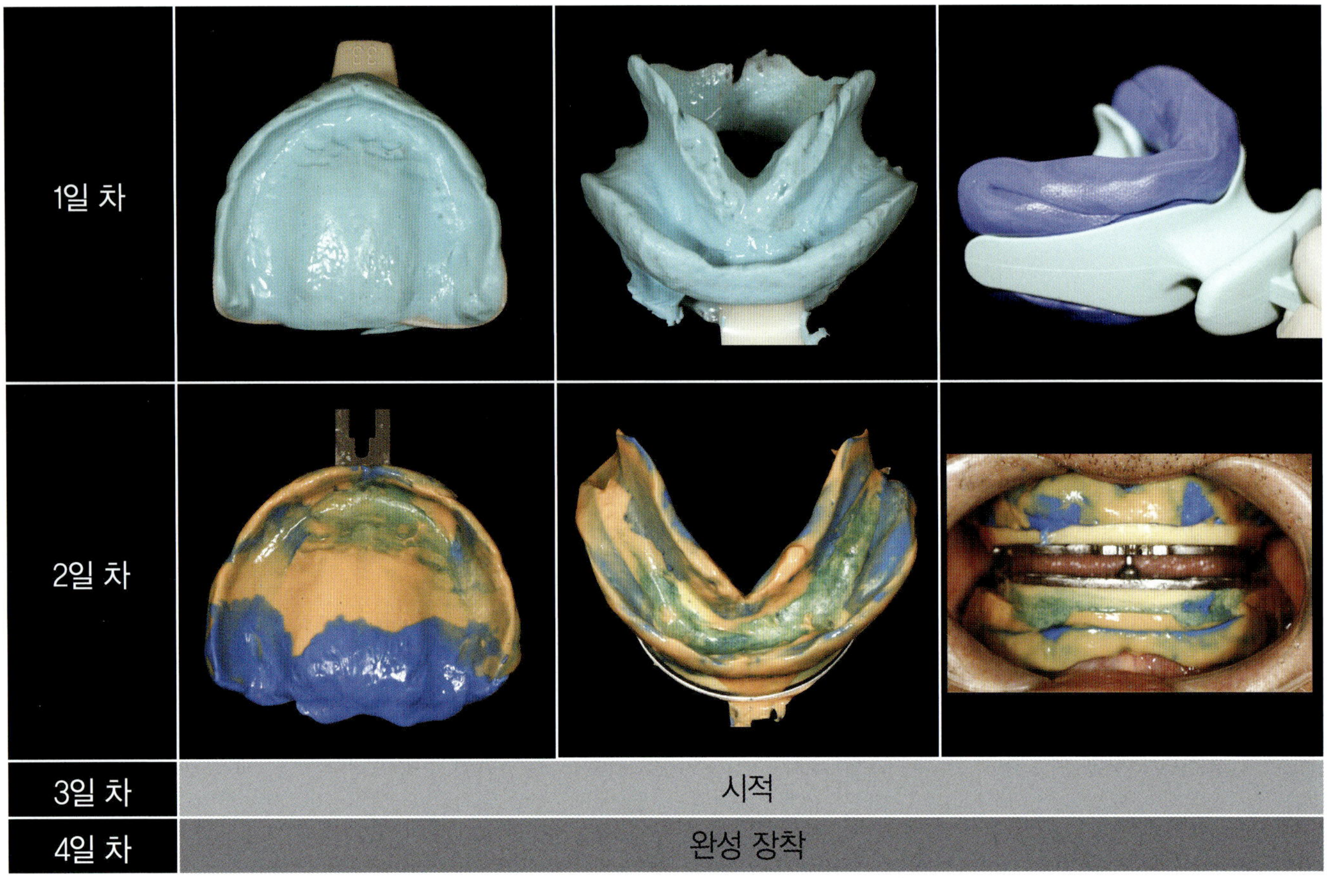

그림 1. BPS에서는 1일 차에 Centric Tray로 간이교합을 채득한 후 정밀인상과 고딕아치 묘기용 기초상을 제작하므로 2일 차에 기초상 조정이 적다. 2일 차에는 정밀인상과 고딕아치 묘기로 교합을 채득한다.

고딕아치 묘기의 목적

고딕아치 묘기의 목적은 결정된 교합고경에서 하악의 후방·측방한계운동의 수평적 궤적을 그리고 그 그림을 토대로 수평적 악위를 검사 확인하는 데 있다(그림 2).

검사의 기준점은 전·후, 좌·우 한계운동 궤적의 교점인 Apex(Ap)와 환자의 습관성 교합위인 tapping(TP)을 구하고, 재구축하고 싶은 교두감합위와 Ap·TP의 상대적인 위치를 가시화해 신뢰성을 높인다(그림 3).

일본보철치과학회는 '유상의치 보철진료 가이드라인'에 '고딕아치 묘기법은 묘기바늘이 고딕아치 정점에 일치하는 위치에 구강 내 상·하 교합상을 고정하면 적절한 수평적 악간관계를 부여할 수 있다'(Grade B: 중등도 과학적 근거)고 소개하였다.

그러나 환자의 내원 횟수가 증가하고 기초상과 치조제 점막이 부적합해 고딕아치가 있는 기초상이 동요하거나 점막면의 동통이 영향을 미쳐 환자가 능숙하게 턱운동을 할 수 없어 검사의 신뢰성이 떨어진다는 이유에서 일반적으로 받아들여지지 않는 것이 현실이다.

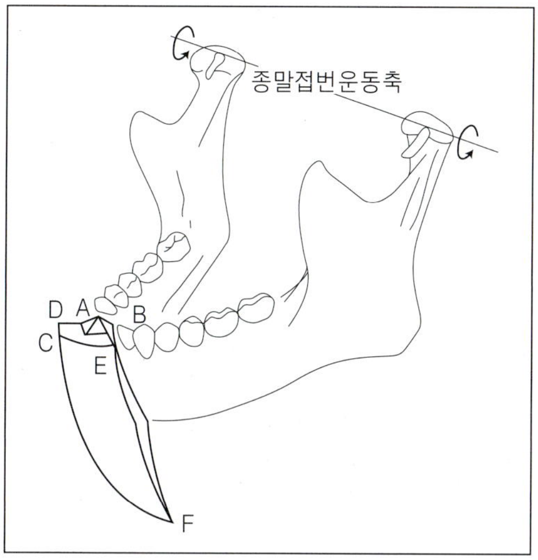

그림 2. 유치악자의 절치점에서 하악운동 범위. A: 교두감합위, B: 후방치아접촉위, C: 최전방교합위, D·E: 측방교합위, F: 최대개구위(참고문헌[2]에서 인용·수정). 고딕아치는, 환자의 교두감합위를 Posselt diagram(Posselt's figure)의 수평적 단면 어디에 구할지 시각적으로 확인하면서 진단할 수 있다.

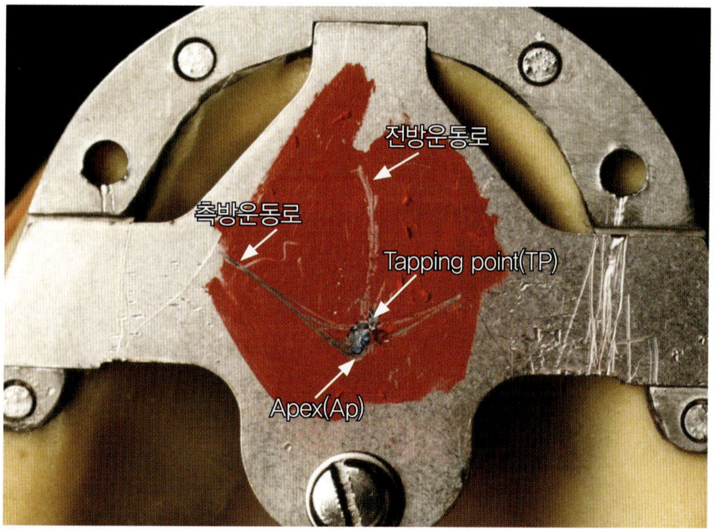

그림 3. 전·후, 좌·우 한계운동 궤적의 교점인 Apex(Ap)와 습관성 교합위인 Tapping(TP). 보통 Apex는 Tapping의 0.5~1.0mm 전방에 수속한다.

왁스 바이트에서 흔히 하는 실수

임상에서 널리 행해지는 왁스 바이트를 사용한 교합채득은 저렴하고 간단하지만 아래의 이유에서 실수하기 쉬운 방법이라고 이해해야 한다.

1. 왁스의 연화 정도, 연화하고 경과한 시간에 따라 교합채득 시 왁스 바이트의 경도가 전·후, 좌·우가 크게 다르다. 왁스 바이트의 좌·우 높이가 다르면 점막의 피압변위량 범위에서 교합상의 위치가 변한다(그림 4).

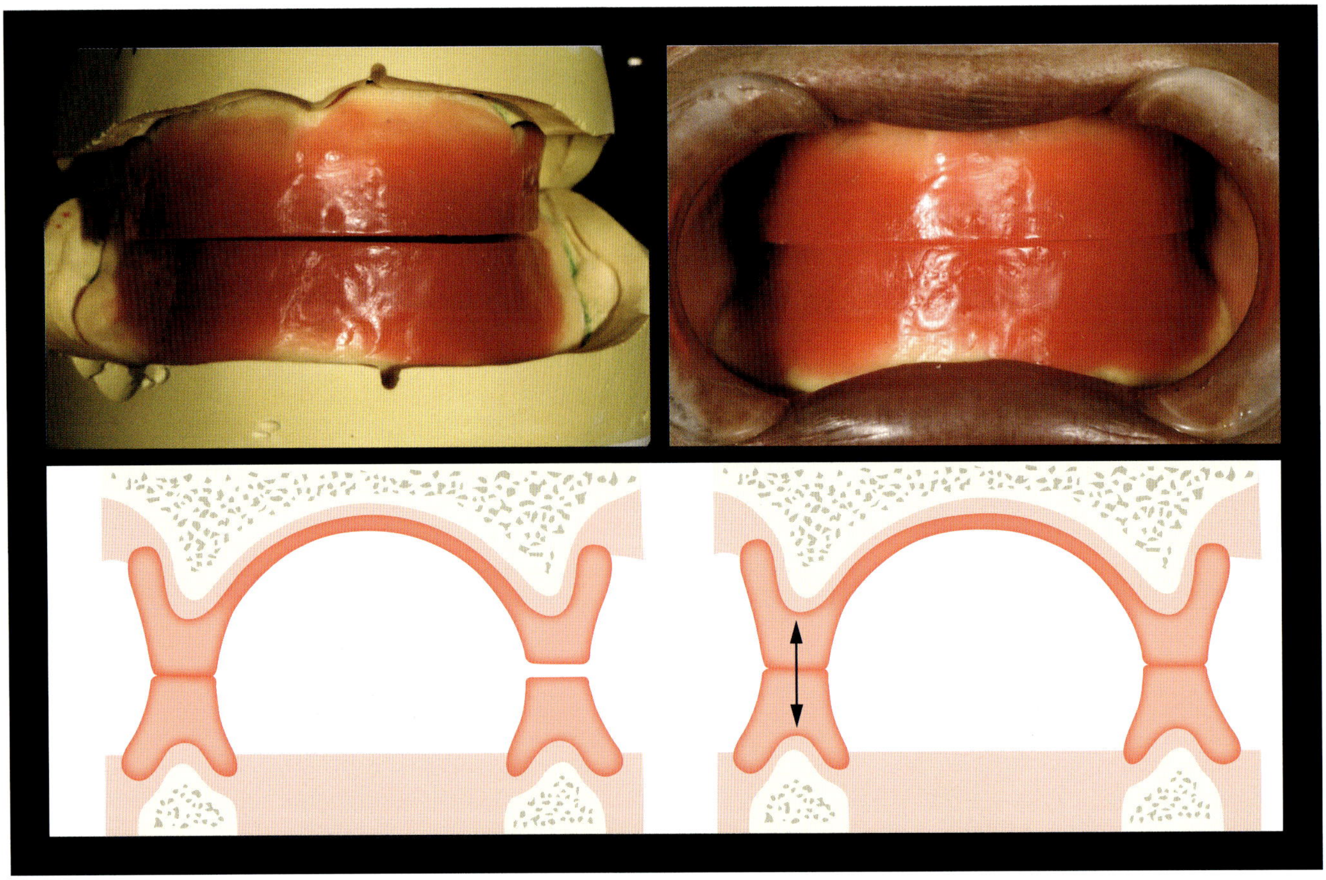

그림 4. 일부러 좌측을 2mm 낮게 제작한 교합상을 구강 내에 삽입하면 좌·우가 균등하게 교합하는 것처럼 보인다. 이것은 점막의 피압변위량 범위 내에서 교합상이 침하하기 때문이다.

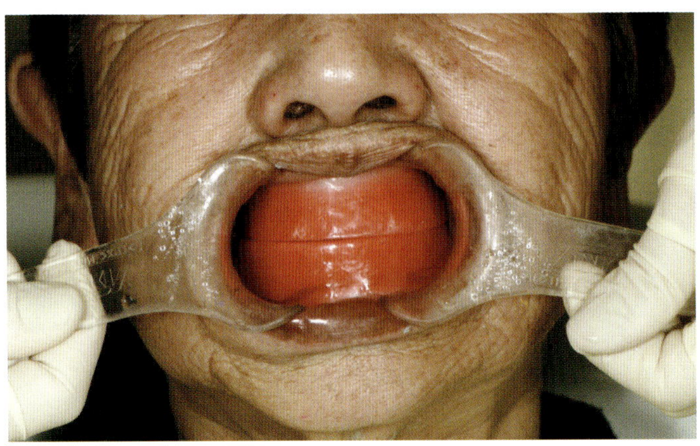

그림 5. 우측으로 변위한 wax rim. 면으로 접촉하는 wax rim은 환자에게 저작 습관을 유발할 수 있다. 결정한 교합위가 환자의 수평적 악위 어디에 위치하는지 시각적으로 확인할 수 없다.

2. 면과 면이 접촉하는 왁스 바이트는 환자에게 저작 습관을 유발할 수 있다(그림 5). 결정한 교두감합위가 환자의 수평적 악위 어디에 위치하는지 시각적으로 확인할 수 없다

따라서 왁스 바이트에 추가해 고딕아치로 교합을 검사하면 교합채득의 신뢰도가 높아지고 그 후 의치를 안심하고 제작할 수 있다.

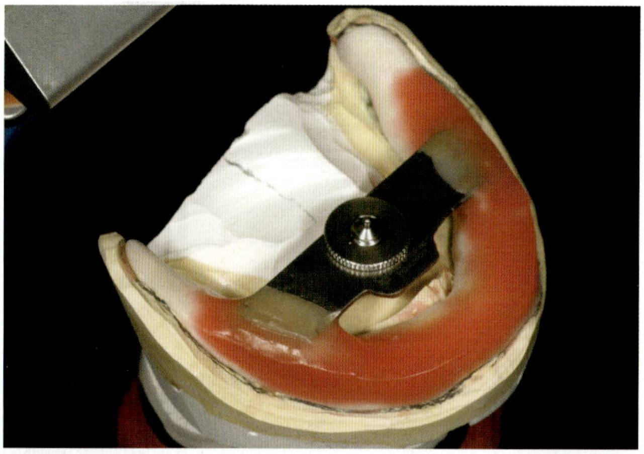

그림 6. Wax rim에 고정된 고딕아치 묘기장치. 구강 내 온도로 왁스가 녹아 장치가 벗겨지거나 가라앉으면 정확한 검사가 곤란하다. 벗겨지지 않도록 레진으로 고정한다.

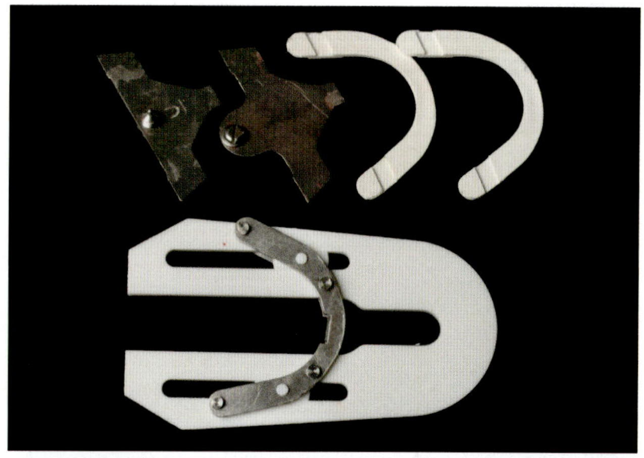

그림 7. Ivoclar Vivadent의 Gnathometer M.

탈착이 자유로운 고딕아치 묘기장치인 Gnathometer M의 장점

고딕아치를 성공시키는 포인트는 점막에 충분히 적합하는 기초상을 사용해 유지·안정을 달성하고, 고경을 유지하기 위해 기계적으로 확실한 고딕아치 묘기장치를 사용하는 것이다(그림 6). Gnathometer M(그림 7)은 Go-A용 플레이트를 자유롭게 탈착할 수 있는 한편, 기계적으로 확실하게 고정할 수 있는 고딕아치 묘기장치이며 다음과 같은 장점이 있다.

1. 탈착이 자유로워 인상채득과 고딕아치 검사를 하루에 진행할 수 있다.
2. 동일한 기초상을 사용해 인상과 고딕아치 검사를 진행할 수 있어 기초상을 여러 번 제작할 필요가 없다.
3. 정밀인상이 40분가량 소요되므로 고딕아치를 검사할 때 예전 의치의 습관성 교합위에 미치는 영향이 적다.
4. 점막과 가장 적합하고, 안정적인 흡착 인상체를 사용하므로 기초상의 동요가 적은 상태에서 고딕아치를 검사할 수 있다.
5. 인상할 때 Gnathometer M을 구강에 삽입하는 것에 환자가 위화감을 느끼지 않으므로 긴장하지 않은 상태에서 고딕아치를 검사할 수 있다.

교합고경의 확인

교합고경을 결정하는 방법은 안모 형태를 계측해 얻은 다양한 계측점 거리에 관한 기준치를 이용하는 방법과 안정 상태와 발음할 때 취하는 평균적 악위를 기준으로 교합고경을 측정하는 방법이 있다. 필자는 예전 의치를 장착할 때 안모와 입술 형태, 환자가 발음할 때 고경, 안정위, Air-

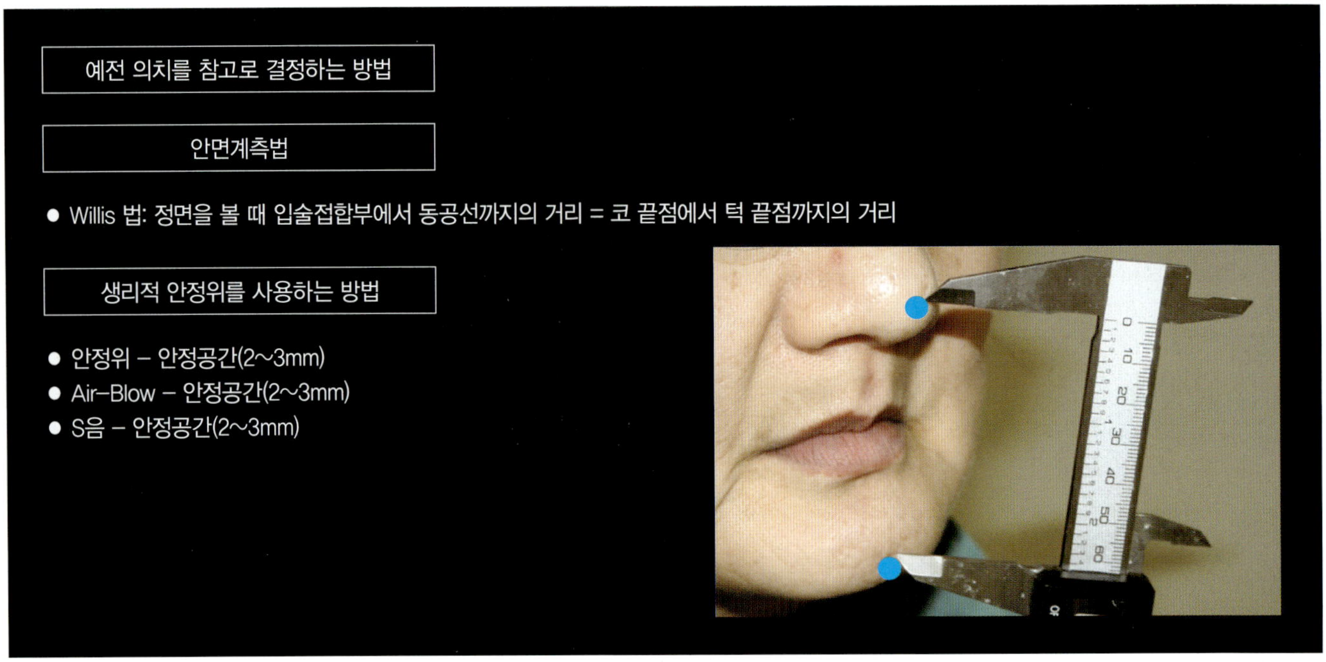

그림 8. 교합고경은 여러 가지 방법을 종합해 결정한다. 환자의 코와 턱에 표시한 계측기준점의 거리를 측정해 수치화한다.

Blow법 등 여러 검사를 종합해 교합고경을 결정한다. 이때 환자의 피부에 표시를 하고 거리를 측정해 수치화해 비교하는 것이 효과적이라 생각한다(그림 8).

1. 예전 의치를 장착한 상태에서 환자의 안모와 발음을 확인한다.
2. 플라스틱 플레이트를 장착한 상태에서 환자의 안모와 발음을 확인한다.
3. 발음, 안정위, Air–Blow법으로 고경을 확인하고 기록한다
4. 고딕아치 묘기장치를 장착하고 묘기 핀으로 높이를 조정한다(그림 9).

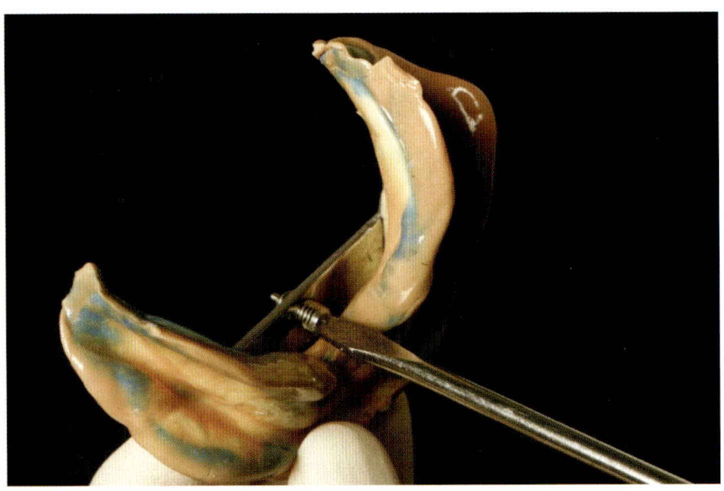

그림 9. 묘기핀을 돌리면 교합고경을 조정할 수 있다.

BPS에서는 1일 차에 Centric Tray로 간이교합을 채득한 후 Gnathometer M이 있는 기초상으로 고딕아치 검사를 한다.

그림 10~16에 Gnathometer M을 사용해 교합채득 하는 순서를 소개한다.

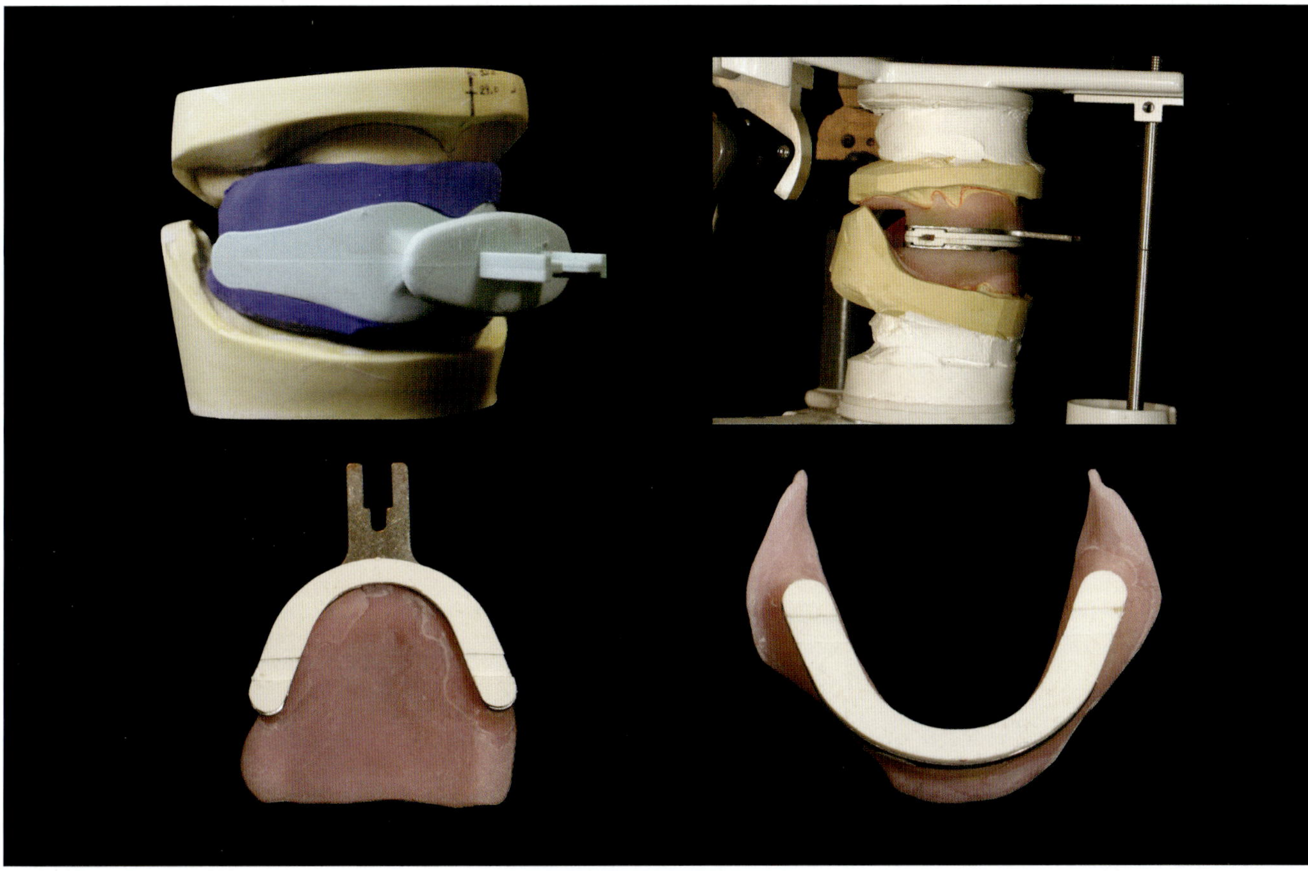

그림 10. 1일 차에 Centric Tray로 간이교합을 채득한 후 Gnathometer M이 있는 기초상을 제작한다.

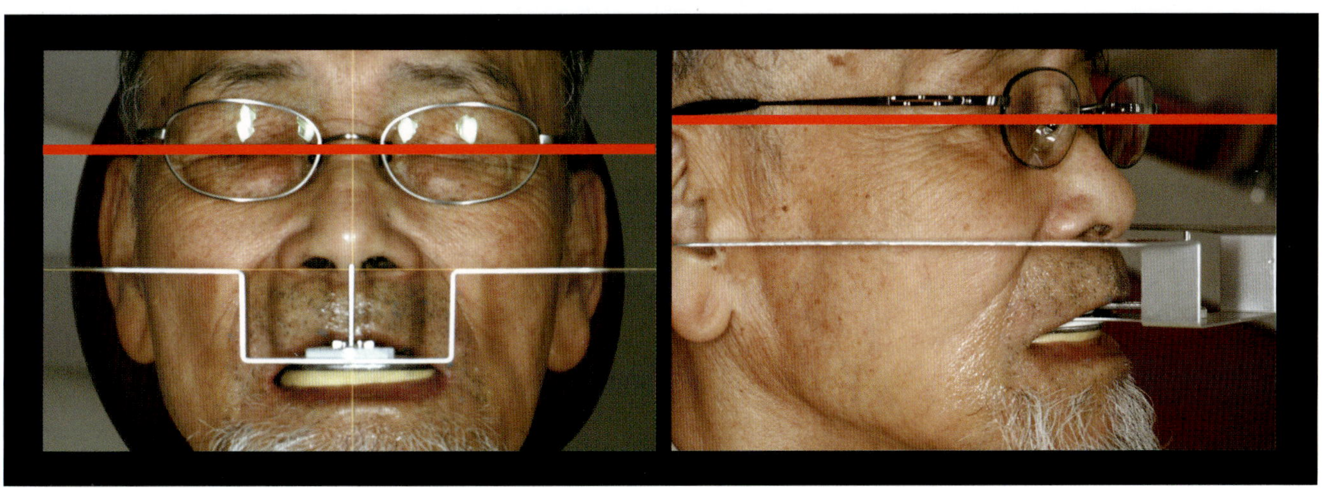

그림 11. 정밀인상 전에 Gnathometer M에 부여한 교합평면이 환자의 양쪽 동공선(정면)과 캠퍼평면(측면)이 평행한지 확인한다.

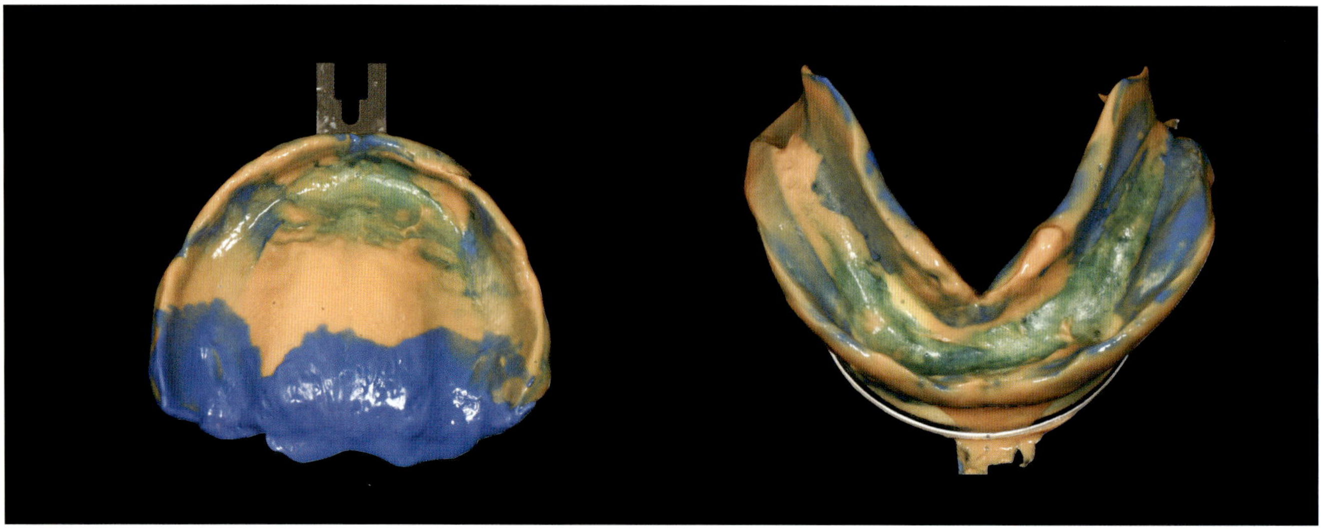

그림 12. 정밀인상 후 인상체를 사용해 고딕아치를 묘기한다.

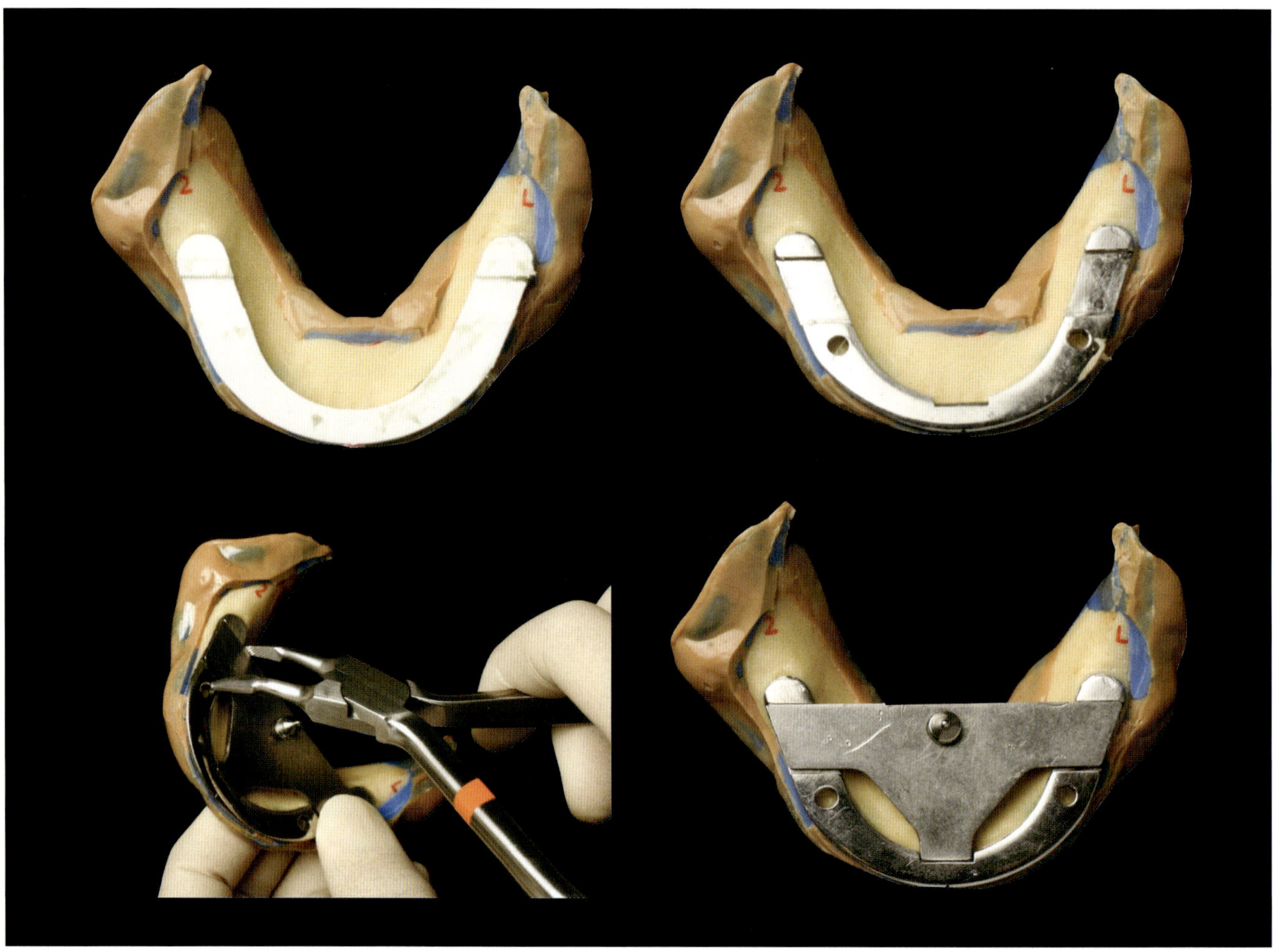

그림 13. 정밀인상 후 플라스틱 플레이트(바이트림)를 철거하고 고딕아치 묘기장치(registration plate)를 장착한다.

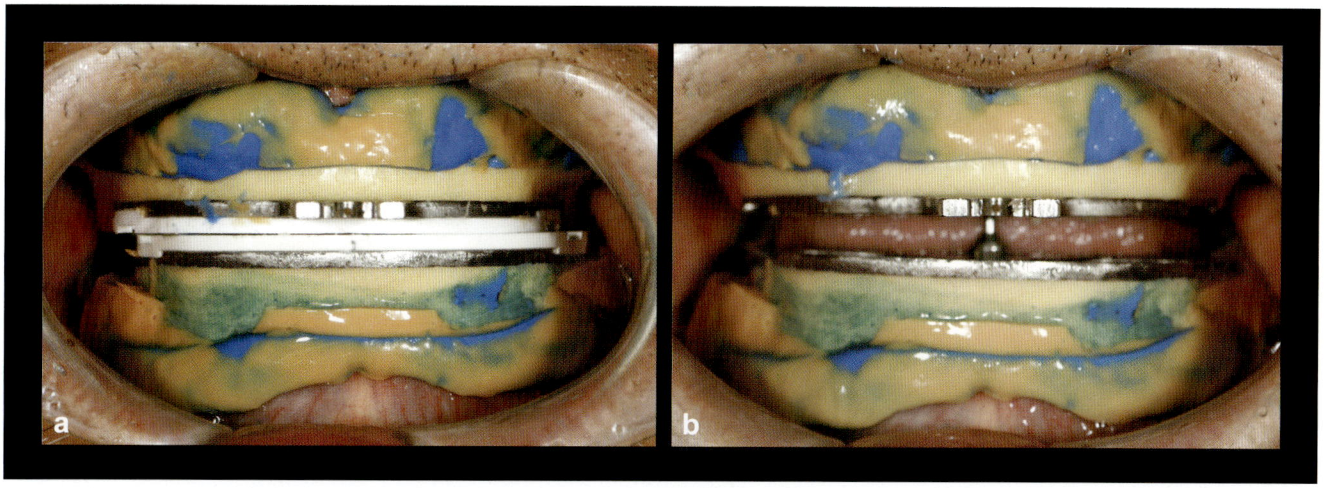

그림 14. a: 바이트림 장착. b: Registration plate 장착. 점막에 가장 적합한 인상체를 사용해 고딕아치를 묘기하므로 유지안정이 좋고 환자도 긴장하지 않은 상태에서 턱운동을 할 수 있다.

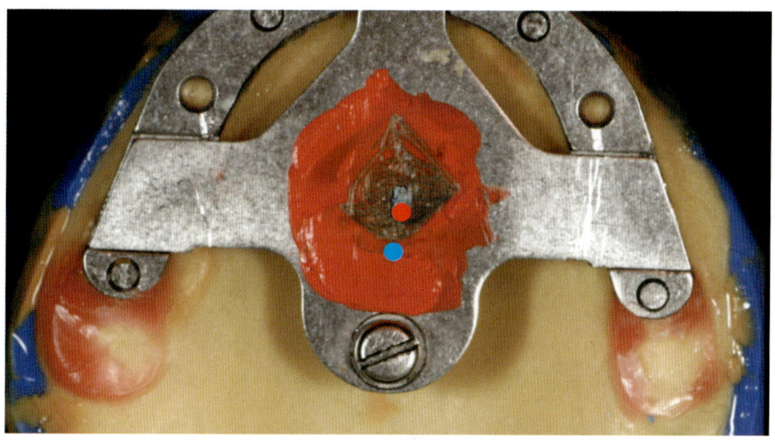

그림 15. 이번 증례는 고딕아치의 Ap와 TP에 거리가 있었다. 자세히 관찰하니 TP 후방부(빨간 점)가 재현성이 가장 높은 교합위였다.

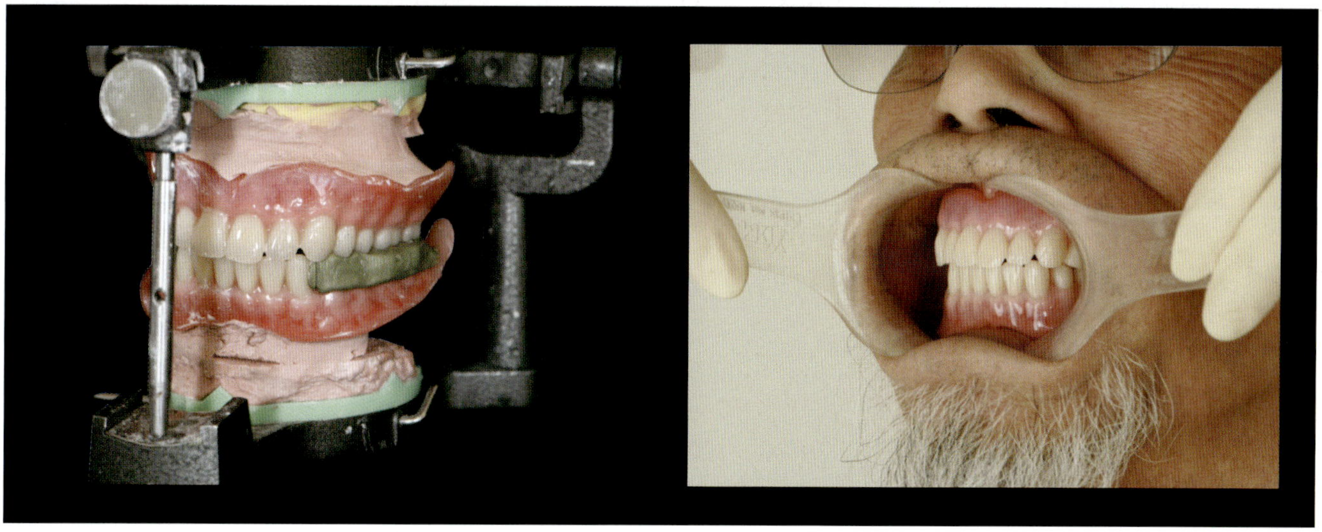

그림 16. 고딕아치 묘기 결과 Ap와 TP가 떨어져 있어 교합채득이 정확한지 의심되었다. 완성의치를 장착하기 전에 다시 바이트를 채득하고 교합기에 부착해 교합을 확인하였다.

고딕아치의 묘기

고딕아치 묘기장치를 장착한 후 환자에게 거울을 보여주고 가볍게 폐구한 상태에서 턱을 전·후, 좌·우로 움직이는 연습을 시킨다. 술자의 지시에 따라 환자가 턱운동을 할 수 있다면 다음과 같은 순서로 운동을 기록한다.

① 전방위·후방위·tapping

② 우측위·후방위·tapping

③ 전방위·후방위·tapping

④ 좌측위·후방위·tapping

또한 환자가 지시대로 턱운동을 하지 못하는 경우에는 폐구 상태에서 5분간 턱을 전·후, 좌·우 자유롭게 운동하게 한다. 이 경우 궤적의 가장 바깥쪽이 고딕아치의 궤적이 된다.

Tapping의 기록

고딕아치의 궤적을 구한 후에 TP를 기록한다. TP를 기록할 때는 진료대 등판을 수직으로 올려 환자의 프랑크프루트평면이 수평이 되게 한다. 환자의 개구량을 2~4mm, 1초에 1회 속도로 tapping 운동을 지시한다. 이때 교합지를 핀과 플레이트 사이에 끼우고 tapping 위치를 표시한다.

고딕아치의 진단

많은 무치악 증례는 유치악자처럼 TP가 Ap의 0.5mm 가량 전방에 관찰되므로 기본적으로 Ap보다 전방을 수평적 악위로 본다. 그러나 임상에는 Ap와 TP가 5mm 정도 떨어져 있는 증례, TP가 점으로 수속하지 않는 증례가 존재한다. 스즈키(鈴木) 등은 Ap와 TP 사이의 거리가 0.6mm 이상인 증례, TP가 불안정한 증례는 의치 장착 후 조정 횟수가 증가한다고 보고하였다.

그림 17, 18은 TP가 Ap에서 5mm 이상 떨어져 있고 고딕아치 전방운동로상에 위치한다. 완성의치를 보면 그림 17 증례는 Ap에서, 그림 18 증례는 TP에서 하악위가 안정되었다.

따라서 고딕아치 묘기만으로 수평적 악위를 Ap로 할지 TP로 할지 판단이 어려워 필자는 tapping 속도와 개·폐구량을 조정해 재현성이 가장 높은 위치를 찾는다. 물론 이런 환자는 의치의 인공치나 연마면 형태, 의치의 유지력이 변하면 하악위도 쉽게 변하므로 그 후 의치를 시적하거나 완성할 때, 그리고 완성한 후에도 교합을 신중하게 확인해야 한다. 또한 안정적인 포인트를 찾을 수 없는 경우에는 교두감합위에서 몇 mm의 자유영역(wide centric)을 부여해 교합간섭을 줄이고, 치료용 의치를 사용해 안정적인 교합위를 확인하는 것이 효과적이라 생각한다.

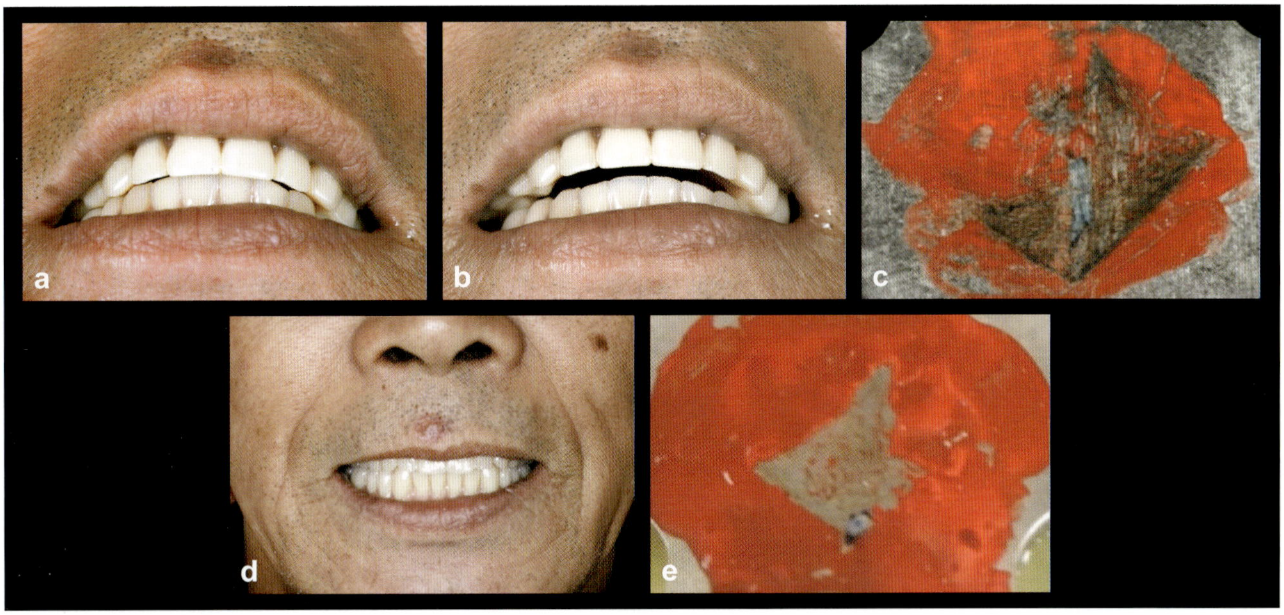

그림 17. **증례 1. a~c:** 환자의 교두감합위와 유도위. TP가 Ap의 5mm 전방에 분포해 있다. **d, e:** 완성의치 1개월 사용 후 고딕아치. TP가 Ap 부근에 수속하는 것으로 확인된다.

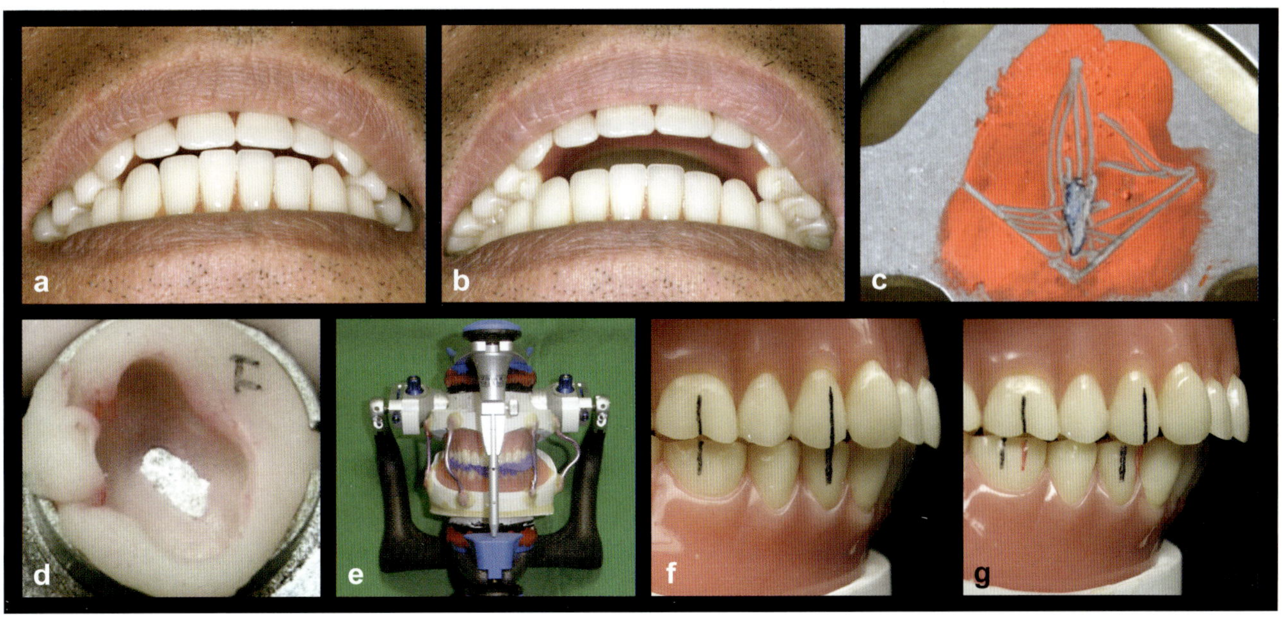

그림 18. **증례 2. a~c:** 환자의 교두감합위와 유도위. 증례 1처럼 TP가 Ap의 5mm 전방에 분포한다. **d~g:** 치료용 의치의 교합면 마모를 교합기의 anterior guide table에 재현하고 악위를 전·후로 운동하기 좋게 조정하였다. 4년 경과 후 교두감합위가 전방 TP에 안정되었다.

【참고문헌】

1) Fenton MR, Sherriff M. : An investigation of factors influencing patient's satisfaction with new complete dentures using structural equation modeling. J Dent, 36 (6) : 428-434, 2008.

2) Posselt U. : Studies in the mobility of the human mandible. Act Odeon Scand, 10: 1-150, 1952.

3) 平沼譲二, 長尾正憲, 他：コンプリートデンチャーの咬合採得. 補綴誌, 39：793-815, 1995.

4) 齋藤善広：下顎吸着義歯のための咬合採得 ②ゴシックアーチ（Go-A）. デンタルダイヤモンド, 41（16）: 98-105, 2016.

5) 鈴木清貴：全部床義歯患者の義歯調節回数に関する研究ータッピングポイントの安定性との関連. 補綴誌, 45（1）：106-116, 2001.

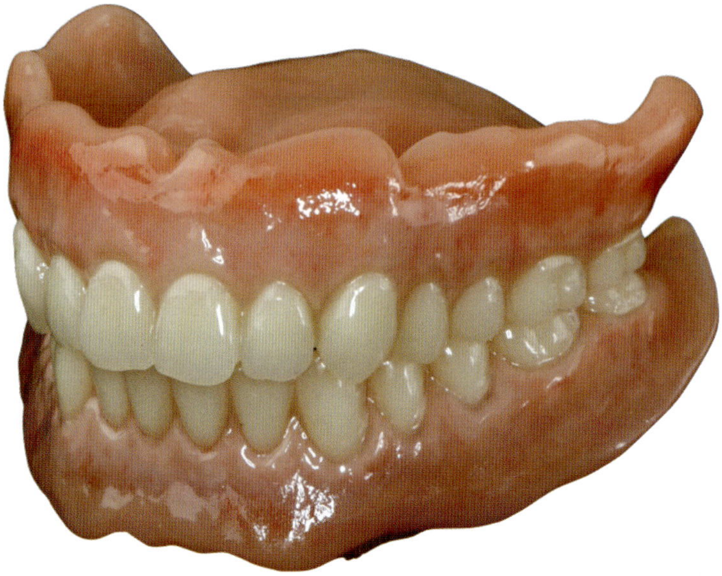

제 3 장

흡착 의치 제작의 응용

1. 총의치와 가철성 국소의치, 임플란트 오버덴처에서 상연 형태를 설정하는 방법
2. 젊은 치과의사·치과기공사에게 하악 흡착 총의치를 추천한다

1. 총의치와 가철성 국소의치, 임플란트 오버덴처에서 상연 형태를 설정하는 방법

亀田行雄 (Yukio Kameda)

의치 상연 형태의 원칙

의치상은 발치해서 상실된 연조직과 경조직의 형태를 회복하는 것이 제작의 원칙이다. 치조제가 남아있을 때는 의치상을 얇게 하고, 치조제가 흡수되었을 때는 흡수량을 보완하기 위해 두껍게 처리한다(그림 1). 따라서 총의치를 점막면에서 관찰하면 치조제의 흡수량에 관계없이 외형이 비슷해지고, 유상의치 교육현장에서는 '의치는 의치 형태가 있다. 먼저 형태를 기억하자'고 가르친다.

교과서에는 가철성 국소의치의 상연 형태는 총의치에 준한다고 나와 있고, 임플란트 오버덴처도 같다고 한다.

그런데 총의치의 유지력은 변연봉쇄가 주체가 되어 발휘된다. 가철성 국소의치에는 클라스프 같은 유지장치가 있어 총의치처럼 강한 변연봉쇄가 필요 없다. 임플란트 오버덴처에는 임플란트에

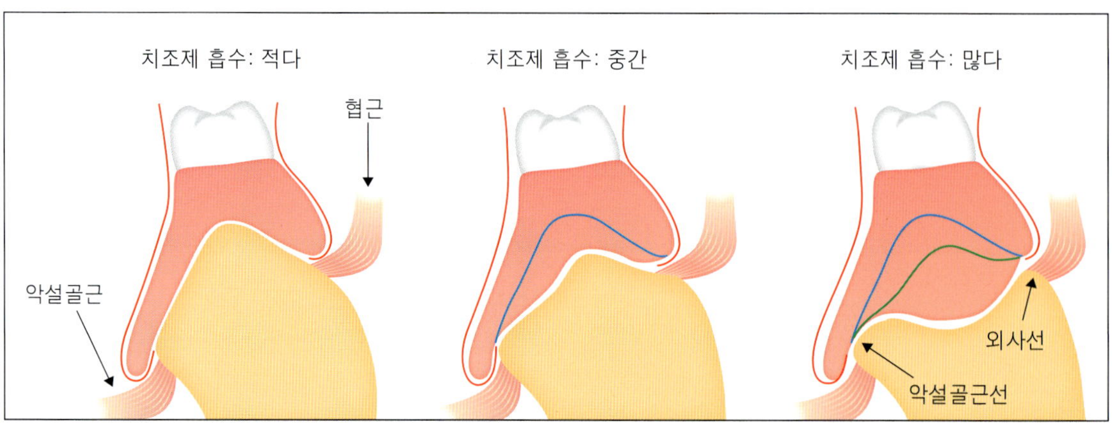

그림 1. 발치 후에 상실된 연조직이나 경조직의 형태를 회복하는 것이 원칙이다. 치조제가 흡수되면 상연이 두꺼워진다. 치조제의 흡수 정도에 좌우되지 않고 의치는 일정한 형태를 가진다.

의한 유지력이 추가되어 변연봉쇄의 역할이 감소한다. 이렇게 의치상의 변연봉쇄 역할이 다르면 기능적 형태도 자동으로 달라진다.

총의치에서 변연봉쇄를 보강하는 편의적 형태

필자는 2009년에 총의치와 가철성 국소의치, 임플란트 오버덴처 상연의 형태가 다르다고 발표[1] 하였고, 2012년에는 책[2]에 '변연봉쇄를 보강하기 위한 총의치의 편의적 형태'에 대해 해설하였다.

총의치를 제작할 때 많은 술자는 상연 형태의 원칙에 따라 변연봉쇄를 보강하는 아이디어를 찾아 활용한다. 편의적 형태에 주목하면 가철성 국소의치와 임플란트 오버덴처의 상연 형태를 이해하기가 쉬워진다.

1. 상악 총의치의 편의적 형태(그림 2)

발치 후에 무치악이 되면 치아를 지지하던 치조골이 흡수되고 치조제의 형태가 변화된다. 그러나 상악 구개부는 발치 후에도 형태적 변화가 거의 없다. 의치 상연 형태의 원칙을 생각하면 상악 총의치의 의치상 구개부는 '발치로 인해 상실된 연조직, 경조직의 형태회복'이 아니다. 그럼에도 불구하고 구개에 의치상을 설치하는 것은 상악의 총의치가 벗겨지지 않도록 부여한 '변연봉쇄를 보강하는 편의적 형태'이기 때문이다.

상악 총의치에서 변연봉쇄를 보강하고 유지력을 높이기 위해 술자가 편의상 부여하는 것은 다음에 열거하는 3부위다.

① 구개부

② 포스트댐부

③ 끝을 살짝 부풀린 곤봉처럼 만든 의치상 변연부

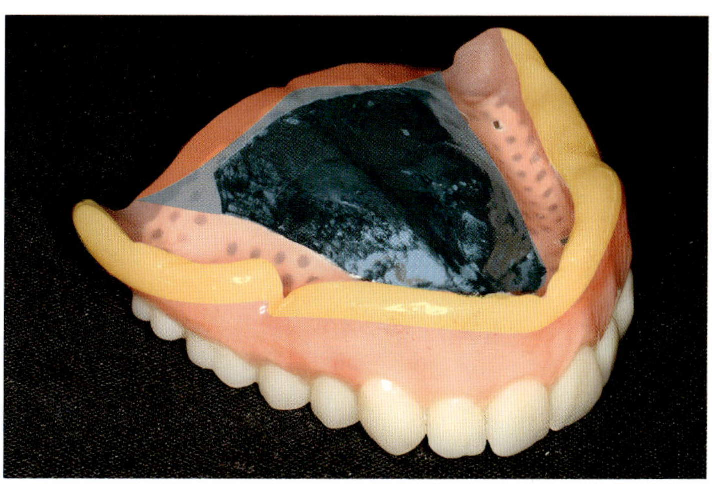

그림 2. 총의치에서 변연봉쇄를 보강하는 편의적 형태(상악). 포스트댐부(빨간 부분), 구개부(파란 부분), 곤봉처럼 생긴 상 단면(노란 부분)은 발치로 인해 상실된 형태가 아닌, 술자가 변연봉쇄를 보강하기 위해 편의상 부여한 형태.

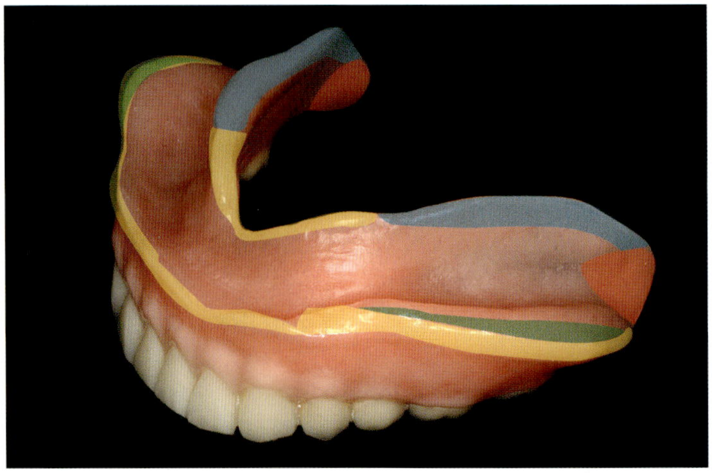

그림 3. 총의치에서 변연봉쇄를 보강하는 편의적 형태(하악). 하악 총의치에서는 retromolar pad를 덮은 부분(빨간 부분), 악설골근선을 지나는 상연(파란 부분), 외사선을 지나는 상연(녹색 부분), 곤봉처럼 생긴 상 단면(노란 부분)이 변연봉쇄를 보강하기 위해 부여한 형태.

2. 하악 총의치의 편의적 형태(그림 3)

하악도 발치 후에 무치악이 되면 치아를 지지하던 치조골이 흡수된다. 의치상으로 그 형태를 보완하는데 총의치 후연의 retromolar pad는 발치 후 흡수해 형태가 변하는 곳이 아니다. 총의치 제작에서 retromolar pad를 덮는 것은 변연봉쇄를 보강하는 편의적 형태다. 마찬가지로 설측의 악설골근선을 지난 상연이나 협측 외사선을 지난 상연 설계도 편의적 형태라고 말할 수 있다.

하악 총의치에서 변연봉쇄를 보강하기 위한 편의적 형태는 다음과 같다.

① Retromolar pad를 덮는 부분(의치 후방)

② 악설골근선을 지나는 상연(설측)

③ 외사선을 지나 설치하는 부분(협측)

④ 끝을 살짝 부풀린 곤봉처럼 생긴 상 단면

중간결손 · 유리단결손 · 다수치결손의 가철성 국소의치와 총의치에서 상연 형태의 차이(그림 4)

유치악에서 무치악으로 결손이 확대되면 중간결손의 가철성 국소의치, 유리단결손의 가철성 국소의치, 다수치결손 소수치잔존의 가철성 국소의치, 총의치로 의치가 변화된다.

중간결손 가철성 국소의치는 결손 양측에 강력한 유지장치가 있어 의치상이 거의 동요하지 않는다. 따라서 변연봉쇄의 역할이 적고 하악은 악설골근선을 지나 의치상을 설치할 의미가 없다. 또한 상연을 곤봉처럼 두껍게 부여하면 잔존치의 치은 형태보다 튀어나와 위화감이 생기고 자정성이 떨어진다. 즉 중간결손의 가철성 국소의치는 총의치처럼 변연봉쇄를 보강하는 편의적 형태가 필요 없고 의치상은 발치로 상실한 연조직 형태만 회복하면 된다.

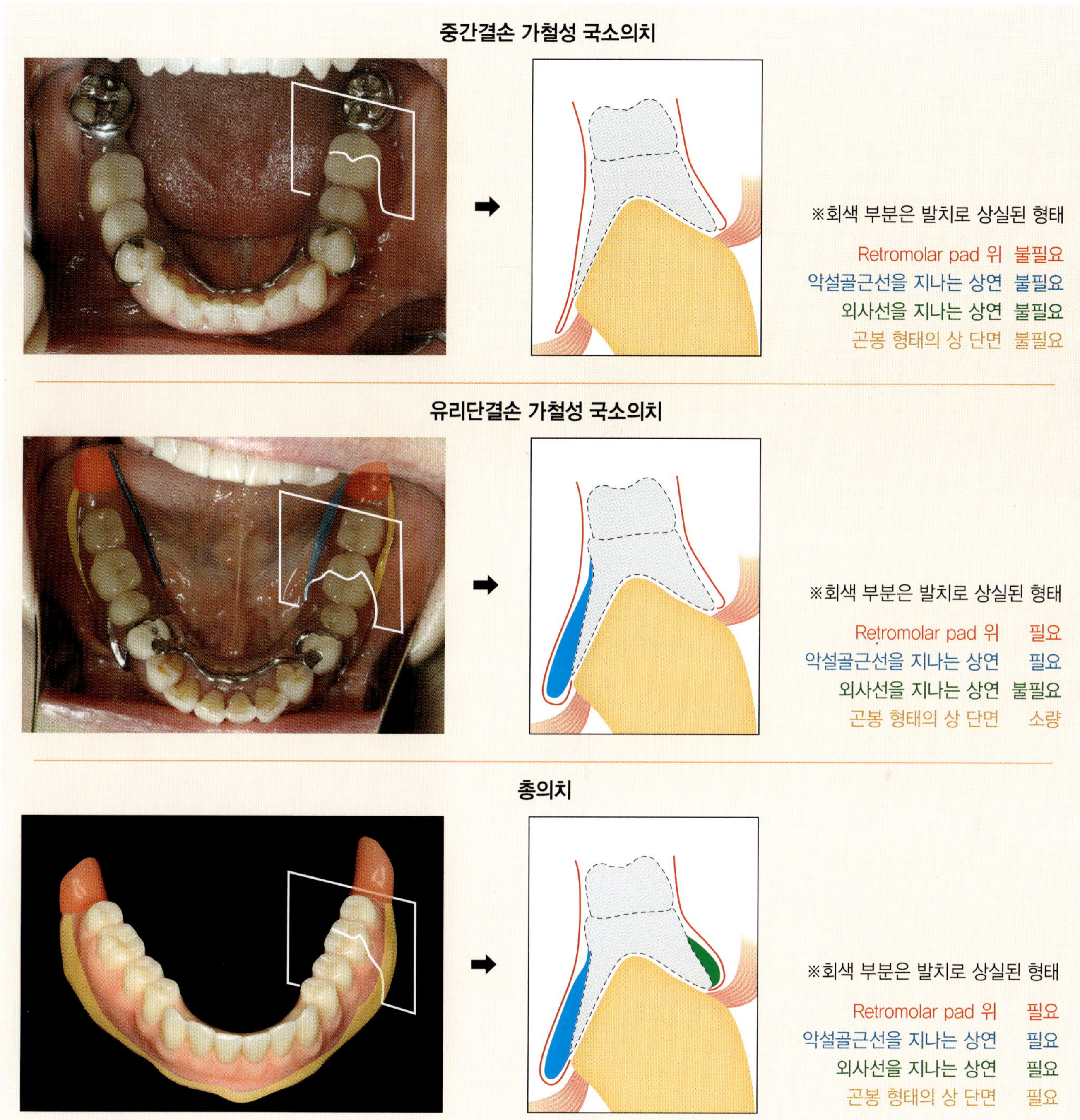

그림 4. 결손의 확대에 따른 의치 상연 형태의 변화(하악). 그림에서 빨간·파란·녹색·노란 부분은 변연봉쇄 보강을 위해 부여한 편의적 형태.

결손이 확대되어 유리단결손의 가철성 국소의치가 되면 유지장치가 결손의 한쪽에만 있어 중간결손의 가철성 국소의치보다 의치의 동요가 커진다. 유리단결손의 후방부는 의치의 동요가 크기 때문에 강한 변연봉쇄가 필요하다. 따라서 하악은 retromolar pad를 덮고 악설골근선부를 지나 설측상연을 설정한다. 그러나 잔존치에 유지장치가 있는 전방의 의치상은 동요가 적어 최소한의 변연봉쇄면 된다. 전방에는 지나치게 두꺼운 곤봉 형태가 필요 없고 잔존치의 치은형태와 자연스럽게 연결한다.

결손이 더 확대되어 다수치결손 가철성 국소의치가 되면 전체 둘레에 걸쳐 총의치와 같은 변연봉쇄가 필요하고 변연봉쇄를 보강하기 위한 편의적 형태를 부여해야 한다.

이렇게 유지장치의 설치장소와 의치의 동요를 고려해 변연봉쇄의 세기를 결정하고 변연봉쇄를 보강하는 편의적 형태가 필요하다.

총의치, 2-임플란트 오버덴처, 다수-임플란트 오버덴처에서 의치 상연 형태의 차이(그림 5)

무치악에 임플란트를 식립해 임플란트 오버덴처를 제작하면 의치상의 형태가 어떻게 변하는지 고찰해 보자. 무치악에서 하악 전치부에 2개의 임플란트를 식립한 2-임플란트 오버덴처, 구치부에도 2개를 추가식립한 4-임플란트 오버덴처, 식립 개수가 증가하면 가철성 국소의치가 되어 결손이 확대되었을 때와 정반대의 현상이 일어난다(그림 6).

2-임플란트 오버덴처는 전치부 잔존의 유리단결손 가철성 국소의치와 같은 의치의 동요를 보인다. 유지는 전치부에 식립한 임플란트가 그 역할을 담당한다. 후방부는 의치의 동요가 커지므로 강한 변연봉쇄가 필요하다. 따라서 retromolar pad를 덮고 설측은 악설골근선을 지나 설정한다. 전방의 의치상은 임플란트가 유지를 담당하므로 총의치처럼 강한 변연봉쇄는 필요 없다. 임플란트 오버덴처 제작에 따른 기능회복으로 총의치처럼 두꺼운 곤봉 형태의 변연이 필요 없고 변연형태가 더 뾰족해진다.

4-임플란트 오버덴처나 그 이상의 다수 식립 임플란트 오버덴처가 되면 구치부에도 임플란트를 식립해 기능할 때 의치가 거의 동요하지 않고 중간결손의 가철성 국소의치처럼 동요한다. 상연의 형태도 발치로 상실된 경조직·연조직 형태만 회복하면 되고 변연봉쇄를 보강하는 편의적 형태가 필요 없다. 하악 구치부에서 설측은 악설골근선을 지날 필요가 없고 제2대구치 해당부에 임플란트를 식립하면 retromolar pad를 덮을 필요도 없다. 협측에는 외사선을 지난 상연 설정이나 곤봉처럼 두꺼운 상연이 필요 없다. 의치상은 단순히 발치로 상실된 연조직의 두께만 보상하면 충분하다(다만 #7이 아닌 #6에 임플란트를 식립하고 그 후방에 의치상을 설치하는 경우는 작은 유리단결손으로 판단해 retromolar pad를 덮기도 한다).

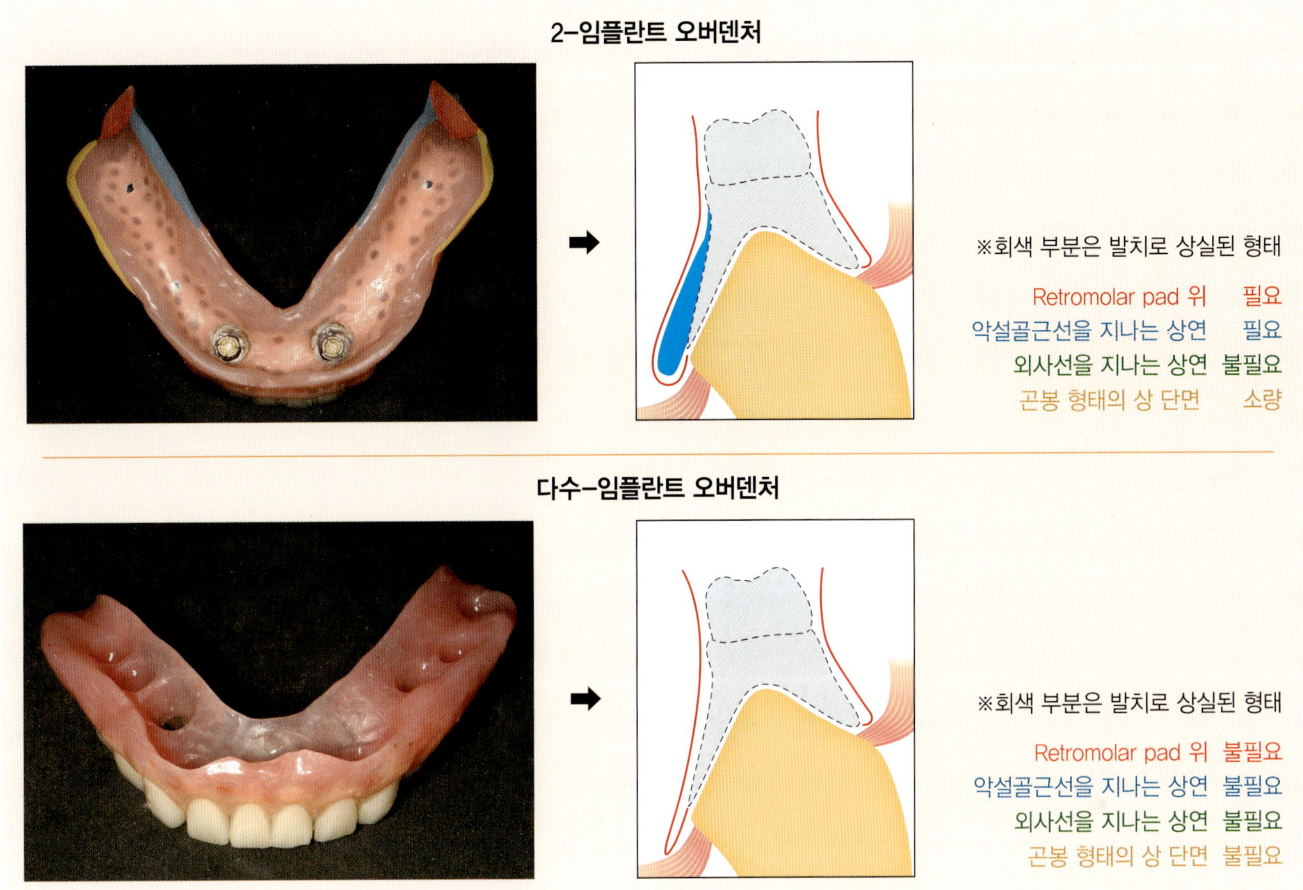

그림 5. 총의치→임플란트 오버덴처에서 의치 상연 형태의 변화(하악). 그림에서 빨간·파란·녹색·노란 부분은 변연봉쇄 보강을 위해 부여한 편의적 형태.

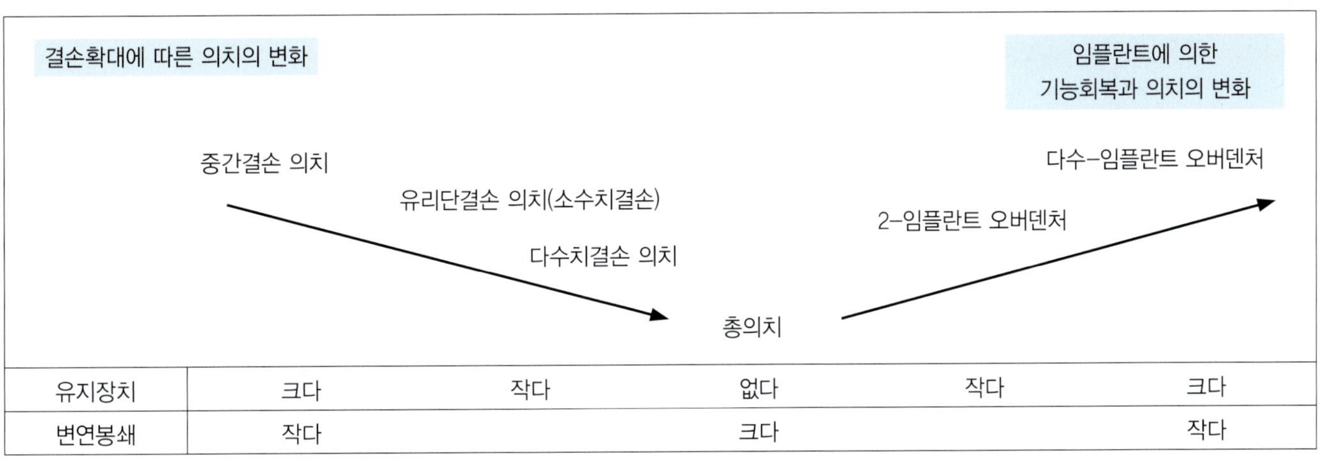

유지장치	크다	작다	없다	작다	크다
변연봉쇄	작다		크다		작다

그림 6. 결손 확대와 임플란트의 기능회복에 따른 변연봉쇄의 역할.

인상채득 시 술식의 차이

총의치처럼 변연봉쇄에 커다란 유지력을 기대하는 경우와 중간결손처럼 유지력의 주체가 클라스프 같은 유지장치이고 발치 후 상연의 설정도 상실된 형태만 회복하면 되는 경우는 개인트레이의 설정이 다르다.

1. 총의치

총의치를 제작할 때 개인트레이는 변연봉쇄 보강을 위한 편의적 형태를 재현하기 쉽게 설계할 필요가 있다. 즉 상악은 구개를 덮고 포스트댐을 포함한다. 하악의 경우 후연은 retromolar pad를 덮고, 설측은 악설골근선을 2~3mm 지나 설정하고, 협측은 외사선을 기준으로 정한다. 설하부나 협측상연의 두께가 필요한 부분은 트레이 변연의 두께를 미리 확보한 후 개인트레이를 제작한다(그림 7).

그리고 총의치 장착자에는 기능이 활발한 증례와 반대로 구강점막이 거의 움직이지 않는 증례가 있다. 치조제가 충분히 남아있는 증례는 의치의 유지안정도 달성하기 쉽고 기능도 활발한 예가 많다. 그런데 치조제가 흡수한 무치악자는 의치안정이 떨어지고 많은 경우 나이가 듦에 따라 구강주위근의 기능도 떨어진다. 그런 환자는 입술이나 혀의 움직임이 적다.

총의치 인상을 채득할 때 기능의 차이를 재현하는 데는 폐구기능인상법이 적합하다. 즉 wax rim이 있는 개인트레이를 사용하고 폐구위에서 환자에게 기능운동을 시켜 인상을 채득하는 방법이다. 그때 같은 무치악이라도 기능이 활발한 환자는 활발한 기능을 인상에 표시한다. 반대로 기능이 떨어진 환자는 무리하게 움직이지 않고 평소대로 기능운동 시킨다. 둘 다 환자 주도하에 채득하는 인상법이다.

2. 중간결손 가철성 국소의치나 다수 식립 임플란트 오버덴처

중간결손이라면 발치로 상실된 범위를 트레이로 덮으면 인상을 충분히 채득할 수 있다. 하악은 발치로 상실된 형태가 치조골에 해당되는 부분이고, 근육이 부착해 있는 협측은 외사선, 설측은 악설골근선 사이에 있다.

즉, 중간결손의 인상을 채득할 때 개인트레이를 외사선이나 악설골근선을 지나 설정할 필요가 없다. 각각의 선 위에 트레이의 외형을 설정하고 기능인상할 때 상실된 형태를 변연의 두께로 표현하면 된다. 또한 retromolar pad는 발치해도 형태가 변하지 않는 부위이므로 중간결손의 인상을 채득할 때 개인트레이에 포함시킬 필요가 없다.

제2대구치부에 임플란트를 식립한 4-임플란트 오버덴처, 구치부에 다수 임플란트를 식립한 임플란트 오버덴처도 중간결손처럼 인상을 채득한다.

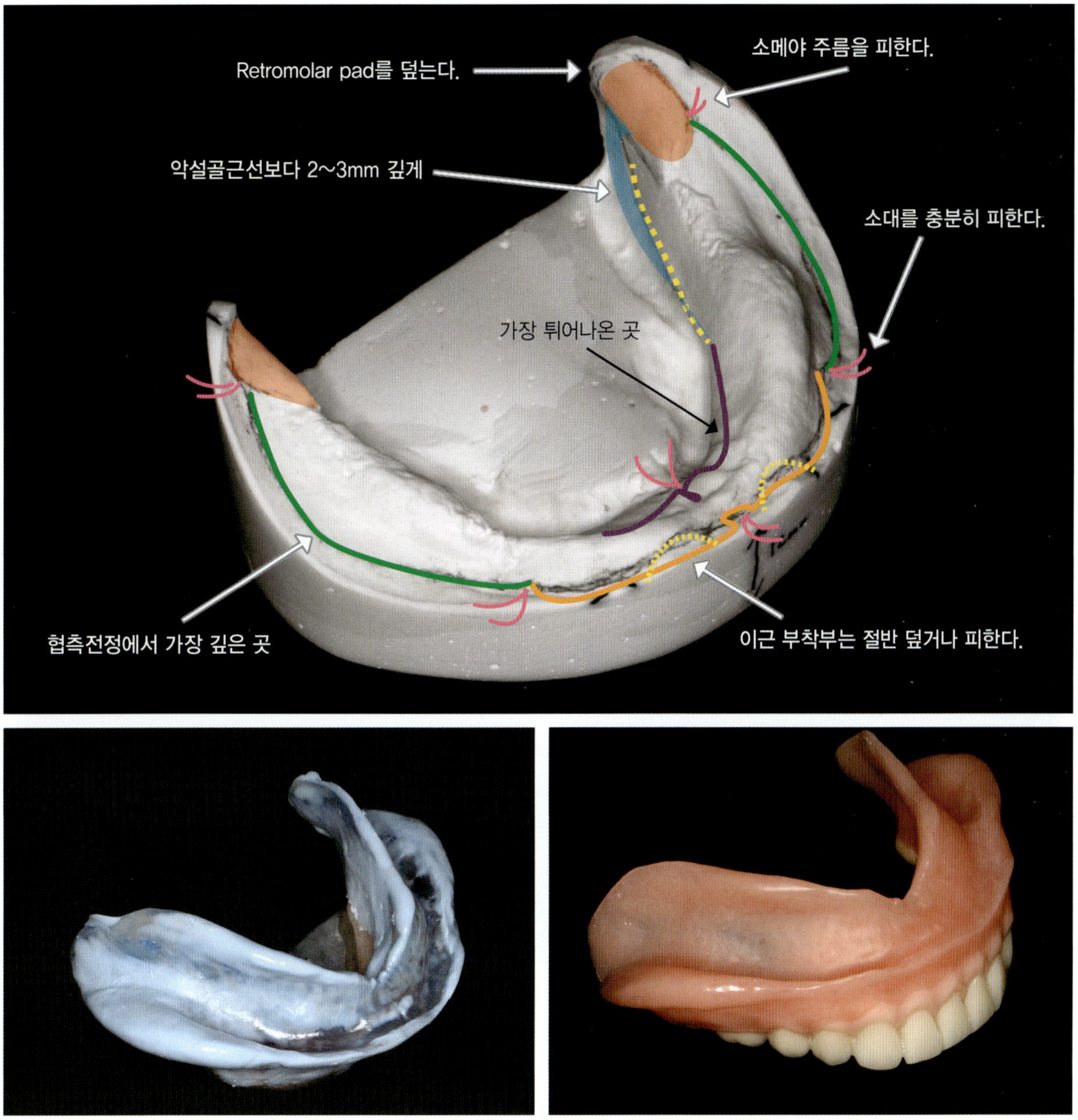

폐구기능인상 완성된 하악 총의치

그림 7. 하악 총의치의 개인트레이 외형선. 총의치는 변연봉쇄를 보강하는 편의적 형태를 재현하기 쉽게 설계한다.

3. 유리단결손 가철성 국소의치와 2-임플란트 오버덴처

유리단결손의 가철성 국소의치는 전치부에 유지장치가 있고 결손 전방부 의치상은 움직임이 적지만 후방부는 의치의 동요가 크기 때문에 후방의 변연봉쇄가 더 강해야 한다. 개인트레이는 retromolar pad를 덮고 설측은 악설골근선을 2~3mm 지나 설정하고 인상을 채득한다.

2-임플란트 오버덴처에서도 유리단결손 가철성 국소의치처럼 개인트레이를 설정한다(그림 8). 총의치보다 더 잘 씹을 수 있고 기능도 향상된다. 또한 의치가 벗겨지지 않아 안심할 수 있고 입술이나 혀의 움직임도 활발해지는 예를 많이 경험하였다. 2-임플란트 오버덴처를 제작할 때 그런 기능향상을 인상면에 재현해야 한다. Wax rim이 있는 개인트레이를 사용해 환자에게 기능운동을 지시하고 폐구기능인상을 채득한다. 그때 2-임플란트 오버덴처의 기능을 재현하기 위해 환자에게 과장된 기능운동을 하게 하는 것이 포인트다.

【참고문헌】

1) 亀田行雄：インプラントオーバーデンチャーによる機能回復—求められる床縁形態の検討—，補綴臨床，医歯薬出版，42 (2)：196-211，2009.

2) 亀田行雄：これからの義歯治療とインプラントオーバーデンチャー，デンタルダイヤモンド社，東京，2012.

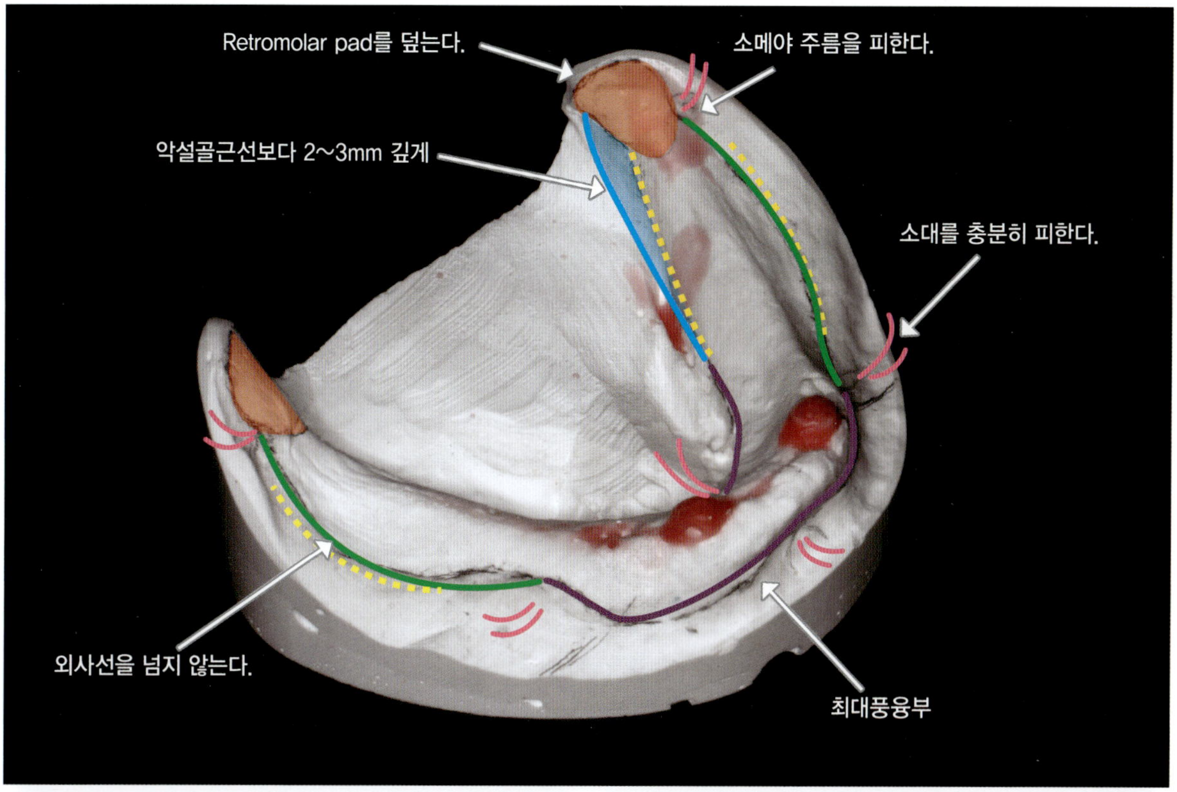

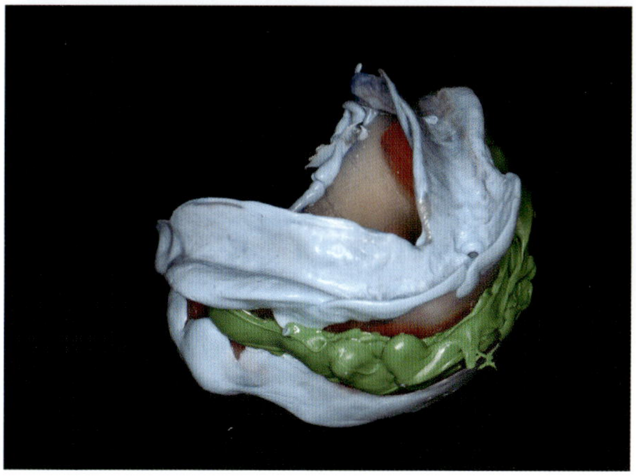

정밀인상

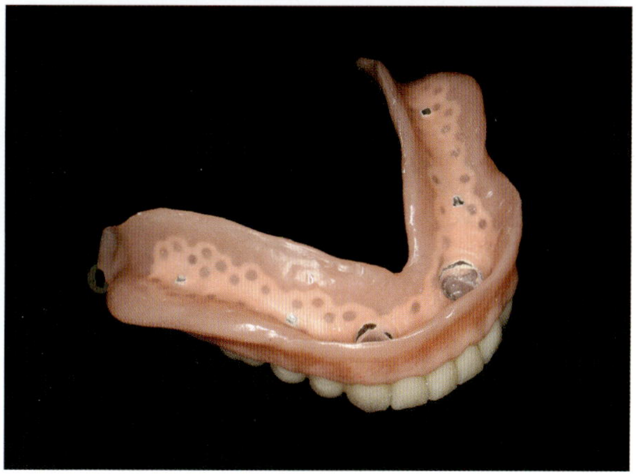

완성된 2-임플란트 오버덴처

그림 8. 2-임플란트 오버덴처의 개인트레이 외형선. 전치부에 2개의 임플란트를 식립한 2-임플란트 오버덴처는 유리단 가철성 국소의치와 비슷한 의치 동요를 보인다. Retromolar pad를 덮고 설측 의치 상연은 악설골근선을 지난 위치에 설정한다. 그러나 전방부는 임플란트 유지가 작용하므로 변연봉쇄를 보강할 필요가 없고 총의치를 장착할 때보다 기능이 향상되어 의치 상연이 얇아진다.

2. 젊은 치과의사·치과기공사에게 하악 흡착 총의치를 추천한다

松下 寬 (Hiroshi Matsushita)

하악 흡착 총의치의 기본개념

동일 환자를 대상으로 시기를 달리 해 2벌의 상·하 총의치를 제작한 증례이다. 이 증례를 통해 하악 흡착 총의치가 기존 총의치와 어떻게 다른지 재확인하였다.

1회차 제작은 10년 전에 기존 대학교육에서 배운 근부착을 의식해 가급적 상의 면적을 확보하는 지지 주체의 의치를 제작한 상·하 총의치다(그림 1a). 2회차 제작은 필자가 하악 흡착 총의치 개념을 배워 제작한 상·하 총의치다(그림 1b).

양자의 상연 형태를 비교하면 상악에는 큰 차이가 없지만 하악 총의치는 상연 형태에 큰 차이가 있었다(그림 2).

같은 술자가 제작했는데도 이 정도의 차이가 발생한 것은 왜일까? 필자는 '제작 개념의 차이가 형태의 차이로 드러났다'고 생각한다.

아베 지로(阿部二郎)가 제안한 하악 흡착 총의치의 기본 개념을 필자 나름대로 표현하면 다음과 같다.

① 지지를 위해 상연을 일부러 연장하지 않는다.

② 하악 의치 상연의 전체 둘레를 점막으로 봉쇄한다.

③ 점막이나 혀를 과하게 압박하지 않고 의치상을 자연스럽게 감싸듯이 외형을 설정한다.

④ 봉쇄가 파괴되기 쉬운 부위는 상연을 연장하거나 두껍게 설계한다.

기존의 지지 주체의 개념과 차이가 있다.

위의 개념을 토대로 하악 흡착 총의치의 성립조건을 정리하면 표 1과 같다.

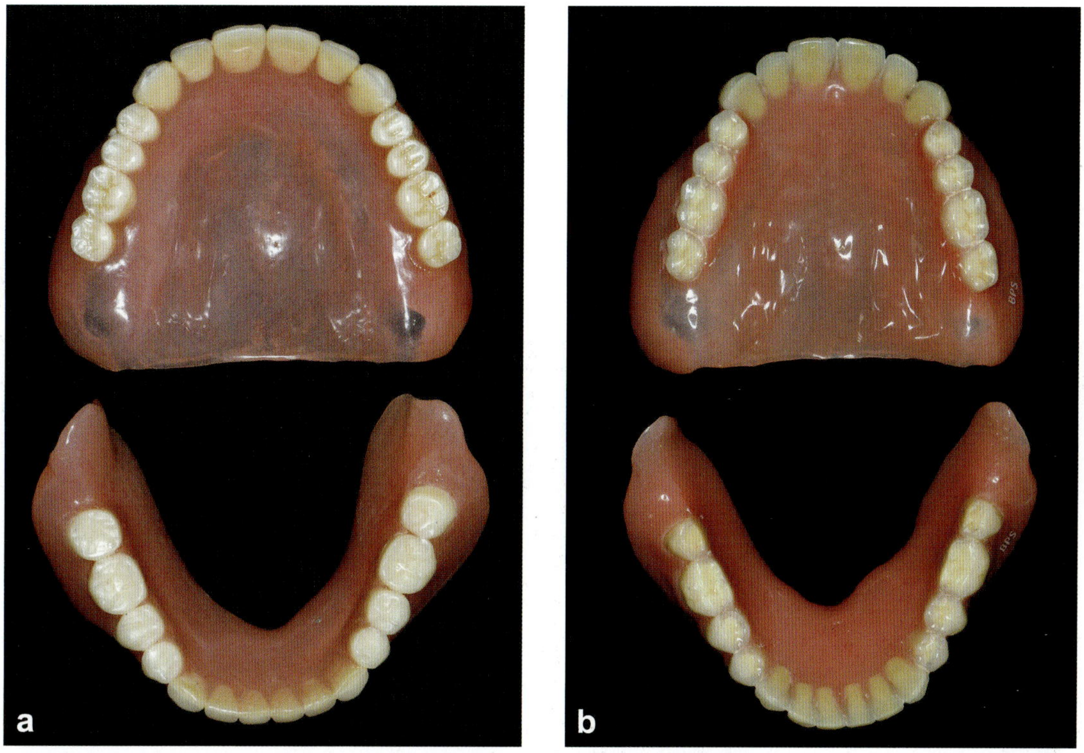

그림 1. a: 필자가 기존의 전통적인 방식으로 제작한 상·하 총의치. b: 동일 환자에게 하악 흡착 총의치 개념과 테크닉을 토대로 제작한 상·하 총의치.

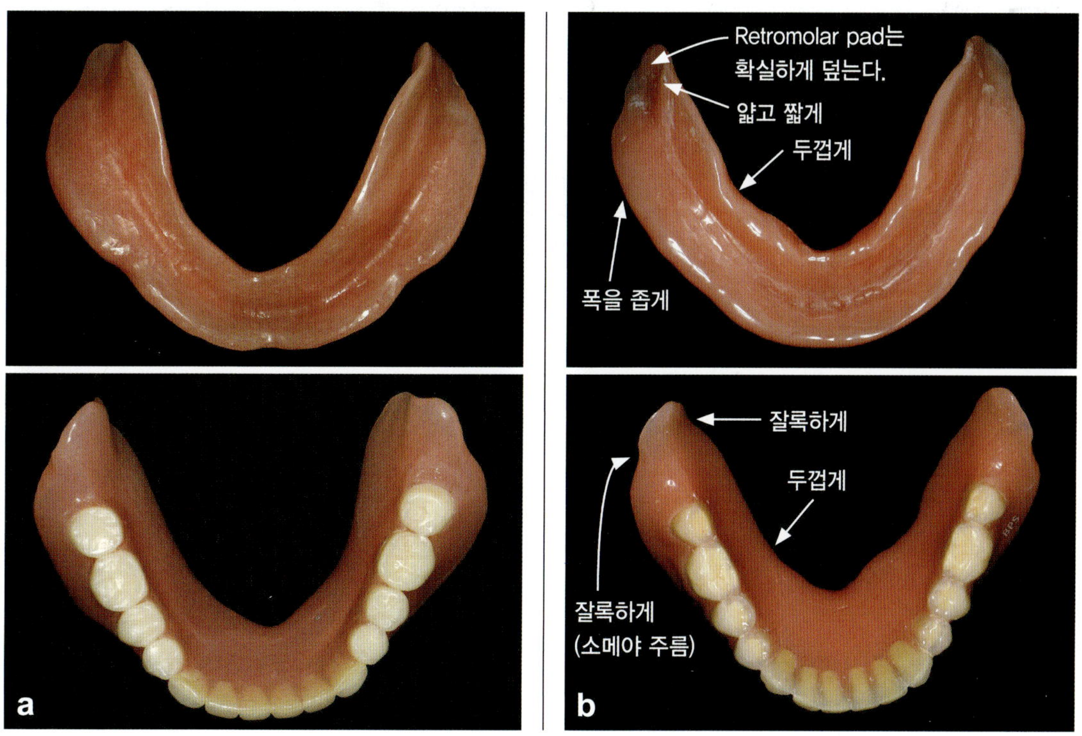

그림 2. 그림 1의 기존법과 하악 흡착 총의치 형태를 비교하였다. a: 기존형 의치. b: 하악 흡착 총의치.

표 1. 하악 총의치가 흡착하는 조건

하악 총의치가 흡착하는 조건
하악 의치 상연의 점막으로 전체 둘레를 봉쇄
Retromolar pad와 설하주름부 봉쇄를 강화하기 위한 상연 형태를 부여
협점막이나 혀와 조화하는 폭이 좁은 의치 상연
Tongue space를 확보한 인공치 배열과 설측 연마면 형태
안정적인 상·하 악간관계(간과하기 쉬운 절대조건!)

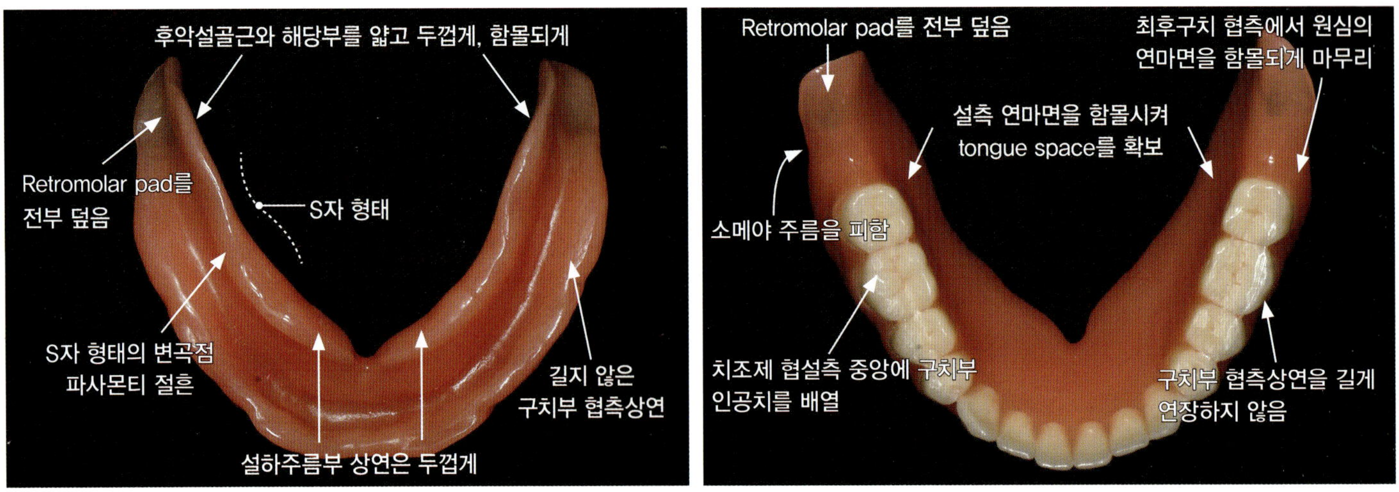

그림 3. 하악 흡착 총의치의 주요 특징. 기존형 총의치보다 전체적으로 날씬해졌다.

결국 상 외형은 기존형보다 날씬해졌다. Retromolar pad는 해당부의 상을 연장해 retromolar pad를 전부 덮고, 설소대부 상연에 일부러 두께를 부여하는 특징적인 형태가 되었다. 제작술식도 기존법과 다른 부분이 있다.

그림 3에 전형적인 하악 흡착 총의치의 외형을 소개한다.

이렇게 하악 흡착 총의치는 개념과 형태가 기존방법과 다르다.

하악 흡착 총의치를 제작할 때 주의사항

1. 제시한 술식을 충실하게 모방하자! 자기식 수정은 실패의 주범!

가장 주의할 것은 제시한 술식과 사용재료를 충실하게 모방하는 것이다. 자기식 수정은 개념과 술식에 숙련된 치과의사에게 해당되며, 많은 경우는 예측하지 못한 결과를 얻을 것이다.

'지금까지 하던 방법으로 retromolar pad부만 연장하면 흡착 의치가 완성되겠지'라고 생각해서는 절대 안 된다.

표 2. 흡착을 재현하기 위한 구체적인 검사와 테크닉

아베가 작성한 흡착 의치 원칙에 준해 검사하고 예후를 진단
FCB 트레이에 의한 '점막면', 'retromolar pad' 형태를 반영한 스냅인상
오류가 적은 교합채득(Centric Tray, 고딕아치, wax pivot)
흡착 원리에 준해 개인트레이를 제작한다(6개의 아이디어 플러스알파)
흡착 원리에 준하는 폐구기능인상(5가지 기본동작)

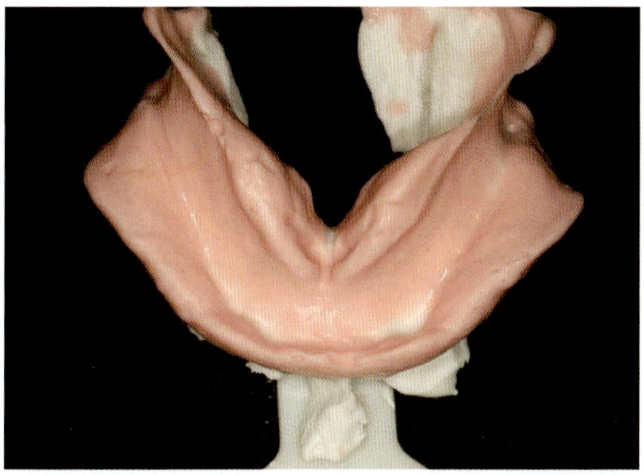

그림 4. 하악 스냅인상. 인상의 변연을 과하게 연장하지 말고 점막의 자연스러운 접힘을 재현한다.

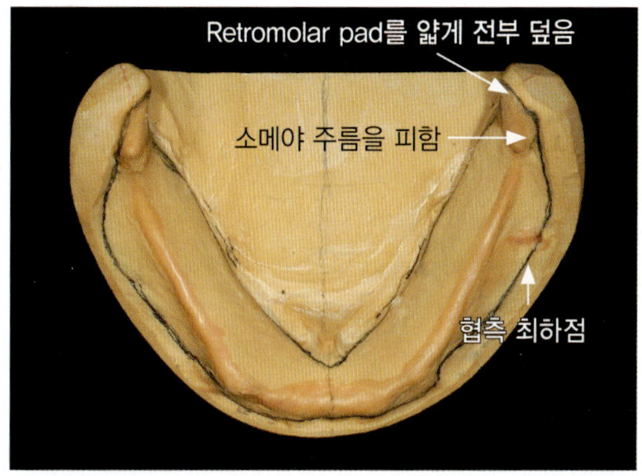

그림 5. 하악의 개인트레이 외형선을 설정하는 기준. 물론 retromolar pad를 전부 덮지만 폭이 좁다.

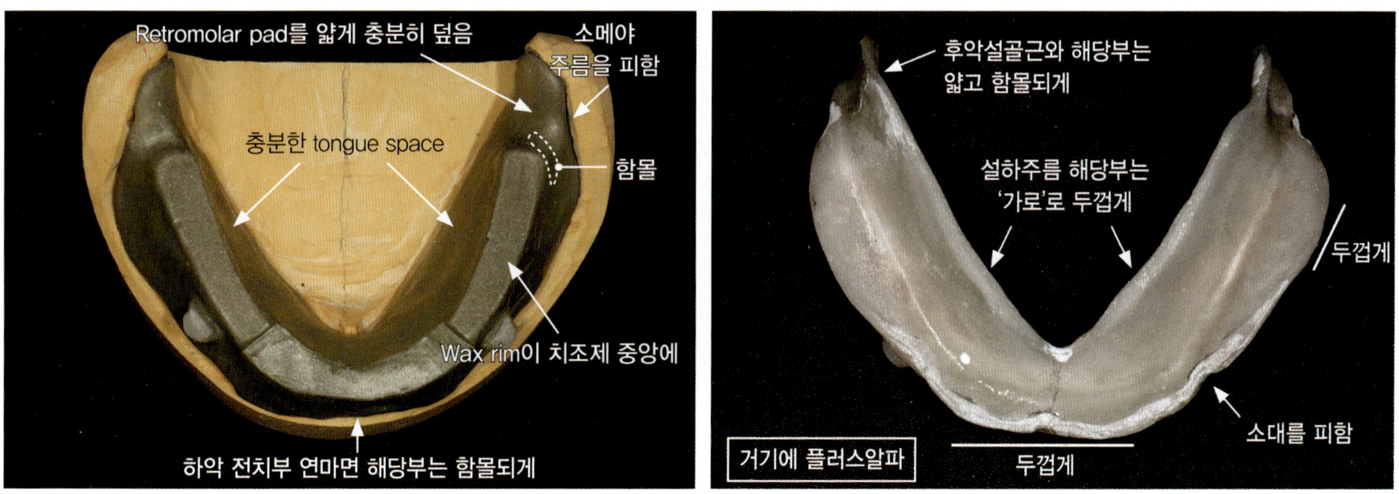

그림 6. 개인트레이를 흡착을 달성하기 쉬운 형태로 제작한다.

진료실에서 하는 구체적인 순서를 정리해 보자(표 2, 그림 4~6).

독자 여러분은 흡착의 달성이라는 면에서 마지막 과정인 정밀 폐구기능인상의 5가지 기본동작[1]이 성패를 크게 좌우한다고 생각할지 모른다. 그러나 사실은 반대이고, 그 전 단계를 충실하게 실천했는가가 흡착의 90%를 달성한다고 해도 과언이 아니다.

기공측에서 보면 스냅인상에서 제작한 모형 위에 개인트레이의 외형선 기록·흡착의 메커니즘[1]을 투영한 wax rim이 있는 개인트레이의 제작이 기존법과 가장 다른 점이다. 특히 치과기공사는 이것에 주의하고 충실하게 작업하기를 당부하고 싶다.

또한 치과의사가 놓치기 쉬운 것은 사전 '진단'이다. 제2장 '1. 하악 흡착 총의치의 진단'(16쪽)에서 아베가 제시한 원칙에 준해 구강검사를 진행하고 흡착의 난이도를 예측하는 것이 중요하다.

또한 이이(伊井)[2]가 기술하듯이 모든 증례에서 하악 총의치 흡착을 달성할 수 있는 것은 아니다.

대개 80%의 증례에서 정도의 차이는 있지만 흡착이 가능하다. 한편 나머지 20%는 흡착이 곤란하다는 결론에 이른다.

즉 자신이 손을 대는 증례가 정통 술식으로 충분히 흡착을 얻을 수 있는 증례인지, 나머지 20%의 흡착이 곤란한 증례인지, 아니면 흡착은 가능하지만 추가 술식이 필요한 증례인지 판단이 필요하다. 어려움이 예상되는 경우에는 미리 환자에게 대책을 제시하는 것이 임상 성공의 열쇠를 쥐고 있다.

또 한 가지는 술자의 위치, 기자재 잡는 법, 조작 타이밍, 환자 접촉, 시선의 위치 등을 사진과 동영상을 보고 충분히 공부하고 상상력을 발휘해 술식을 전개했으면 한다. 말로 전달하기 어려운 비언어적 정보가 자세나 기자재 파지법에 포함되어 있다. 이것을 모방하는 것이 강사와 비슷한 결과에 도달하는 중요한 핵심이다(그림 7, 8).

스냅인상·Centric Tray로 간이교합채득·폐구기능인상을 채득할 때 특히 이 점에 주의한다.

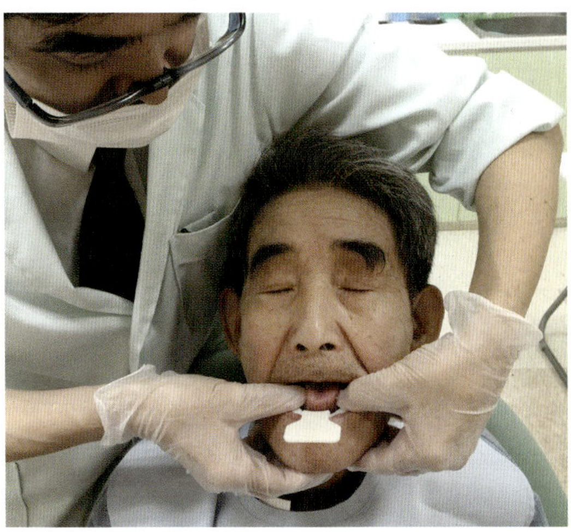

그림 7. 진료실에서 대개 10시 방향에서 진행한다. 그림은 스냅인상 시 위치. 양손, 두 손가락의 위치, 트레이를 누르는 방법, 압접 타이밍, 힘의 정도에 주의하며 모방한다.

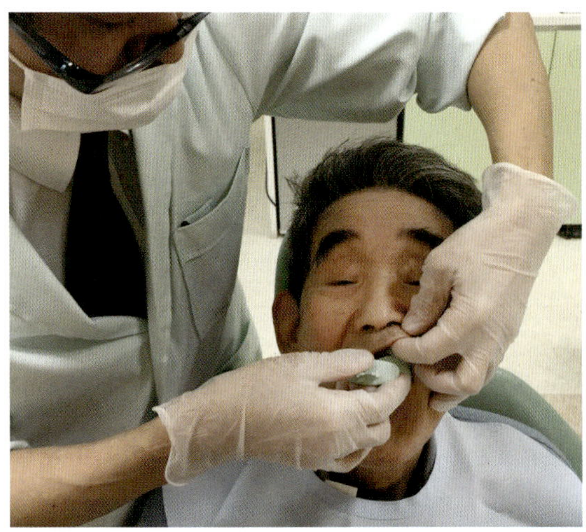

그림 8. 실기 수강생이 어려움을 느끼는 상·하 Centric Tray로 간이교합을 채득하는 장면. 상악 치조제에 압접한다. 왼손 검지와 엄지로 환자의 윗입술을 가볍게 당기고 상악 전치부 구강전정에 공간을 열어 그곳에 인상재를 축성한 트레이를 압접한다. 자세와 손의 방향, 손가락 사용법, 손가락에 전해지는 감촉, 어디를 보면서 술식을 진행하는지 주의하며 모방한다.

2. 하악 흡착 총의치의 실기 강좌를 수강하자!

하악 흡착 총의치 개념과 테크닉은 기존 방법과 크게 다르다(그림 2). 책을 읽거나 강연만 듣고 흡착법을 시도하면 본래 하악 흡착 총의치와 미묘하게 다를 때가 많다.

독자 여러분은 시간을 내 실기 강좌에 참여하길 당부한다. 환자의 구강 내를 확인하며 실제 기술을 시연하고 스냅인상을 채득하는 방법·모형상에 개인트레이의 외형선 완성·개인트레이의 형태를 점검한다. 그리고 자신의 결과를 두고 강사와 이야기를 나눈다. 이런 훈련을 통해 하악 흡착 총의치의 이미지와 테크닉을 파악할 수 있다.

치과의사와 치과기공사가 함께 강좌에 참여하면 더 좋은 결과를 기대할 수 있다.

3. 환자의 도움을 받자!

실기 강좌를 듣고 막상 자신의 진료실에서 하악 흡착 총의치를 시작하면 처음에는 진료시간이 예상보다 길어진다. 휴일이나 밤처럼 환자가 없는 시간대에 차분히 연습하는 것이 안전하다. 또한 기술 연마의 목적을 이해하는 환자에게 도움을 구하는 것이 중요하다. 필자도 아버지께 부탁드려 아버지를 대상으로 인상을 몇 번이나 채득하였다(그림 9).

이렇게 연습을 반복해 자신이 생기면 하악 흡착 총의치가 가능한 환자에게 도움을 구한다.

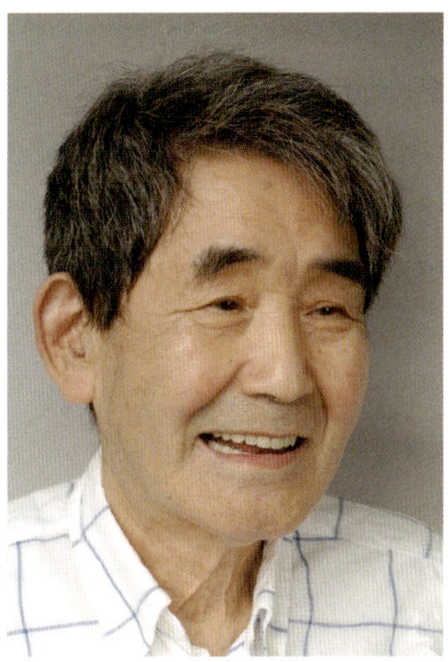

그림 9. 오래 전부터 환자가 되어 주신 아버지. 다른 술식으로 수차례 총의치를 제작할 때 피험자가 되어주셨고, 수천 번의 사진 촬영, 실기 시연 모델, 심미성 회복을 위한 안모 사진 촬영 등 많은 시간을 할애해 주셨다. 이런 분을 많이 확보했을 때 실력향상이 가능하다.

4. 하악 흡착 총의치 개념과 테크닉을 배운 치과기공사와 팀을 이루어 일을 하자!

총의치의 성패는 일반 진료행위보다 치과기공사의 역량이 더 중요하다.

하악 흡착 총의치의 경우는 치과기공사의 역량에 의존하는 부분이 크다. 따라서 하악 흡착 총의치 개념과 테크닉을 모르는 치과기공사에게 구두로 지시하면 대부분의 증례에서 예상한 결과를 얻지 못한다.

도입 직후에는 하악 흡착 총의치 제작에 실적이 있는 치과기공사에게 연락을 한다. 그런 치과기공사로부터 과정별로 도움을 받아가면서 의치를 제작하면 특히 젊은 선생에게 귀중한 경험이 될 것이다. 실제 필자도 그런 과정을 거쳐 하악 흡착 총의치를 배웠다.

◉

하악 흡착 총의치를 실제 임상에 응용하면서 필자가 느낀 주의사항을 정리하였다.

환자가 만족하고 치과의사·치과기공사가 보람을 느낄 수 있는 하악 흡착 총의치에 도전해 보길 바란다!

【참고문헌】

1）阿部二郎，小久保京子，佐藤幸司：4-STEP で完成　下顎吸着義歯と BPS パーフェクトマニュアル．クインテッセンス出版，東京，2011.

2）伊井博樹：下顎総義歯の吸着の阻害因子に関する後ろ向き研究．日本顎咬合学会誌，36（3）：184-191，2016.

3）松下 寛：総義歯臨床の Hands-on．デンタルダイヤモンド社，東京，2013.

하악 흡착 총의치에 대한 자세한 정보는 유상의치학회(JPDA) 홈페이지를 참고하기 바란다!
http://www.jpda.dental

찾아보기